Hart Gezond Kookboek

365 Natriumarme Recepten voor de Verse en Smakelijke, Hart-Slimme Lifestyle.

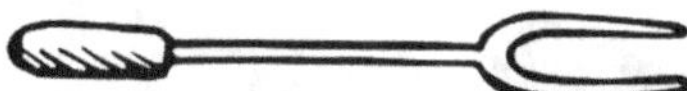

Flaghawa Levarna

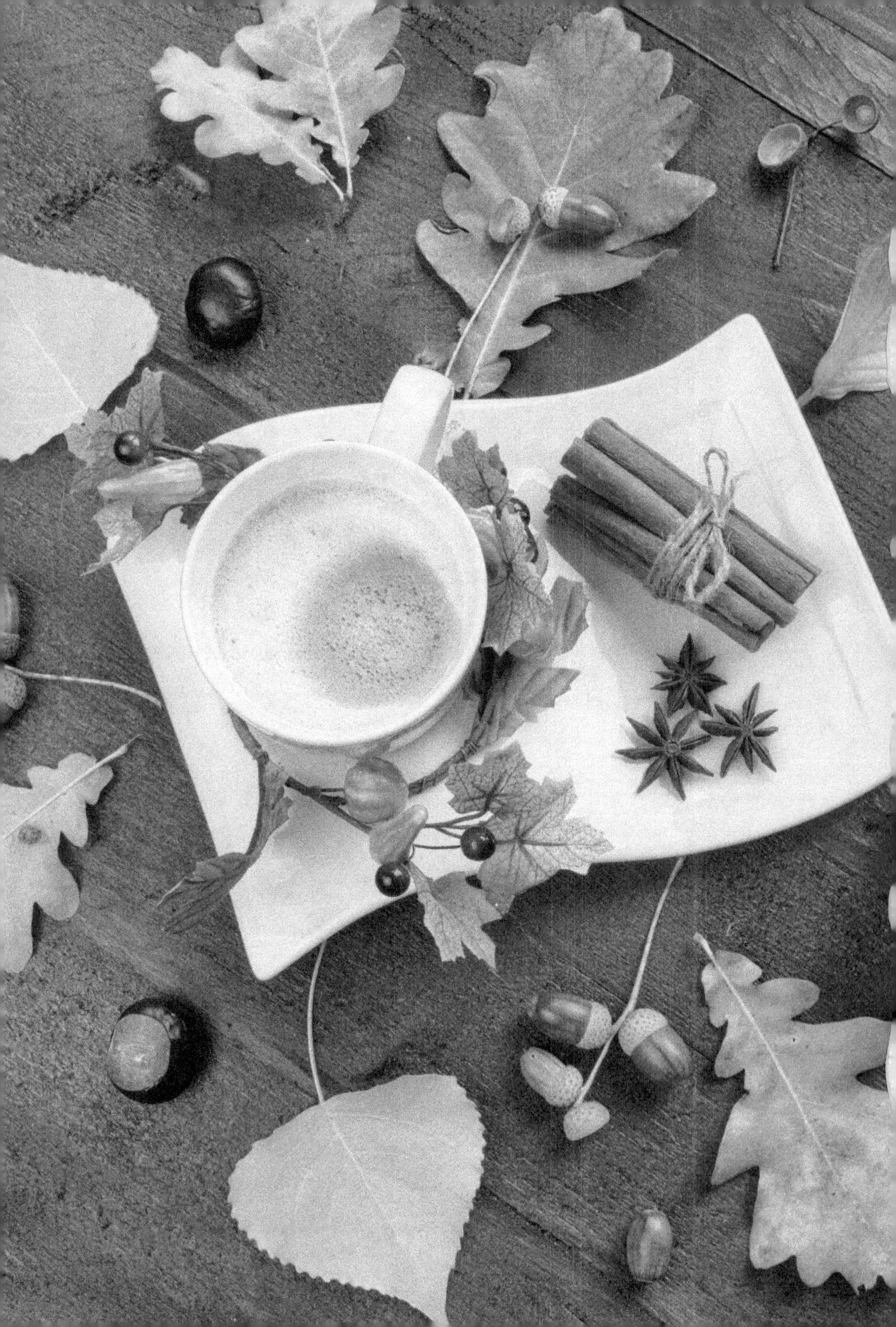

Inhoudsopgave

INVOERING

Voedsel is een cruciale factor voor de gezondheid van het hart. Door u aan te moedigen de natriuminname te verminderen, kunt u het risico op hartaandoeningen verminderen. Als u gezonder wilt eten en toch van de maaltijd wilt genieten, open dan uw keuken voor The Hart Gezond Kookboek.

Het feit dat Hart Gezond Kookboek u begeleidt bij het maken van gezondere voedingskeuzes en het hervormen van uw dieet terwijl u nog steeds heerlijke maaltijden eet, biedt schuldvrije maaltijden die weinig natrium en vet bevatten, maar veel smaak.

Bij het koken met het oog op de gezondheid van het hart zijn portiegroottes net zo belangrijk als de ingrediënten. Dit hart-gezonde kookboek bespaart u het giswerk over wat en hoeveel u moet eten met perfect hart-gezonde recepten.

Of je nu een snelle maaltijd, een voedzaam diner of een hartgezond dessert wilt, dit boek staat boordevol heerlijke recepten waar het hele gezin van kan genieten. Door een gezondere levensstijl te leiden en in het moment te leven, kunt u uw leven bevredigender en minder stressvol maken, om nog maar te zwijgen van de gezondheid van uw hart!

Het is leren genieten van de kleinere dingen in het leven en genieten van de momenten met familie en vrienden aan tafel.

Hoofdstuk 1: Een goede gezondheid begint met je hart

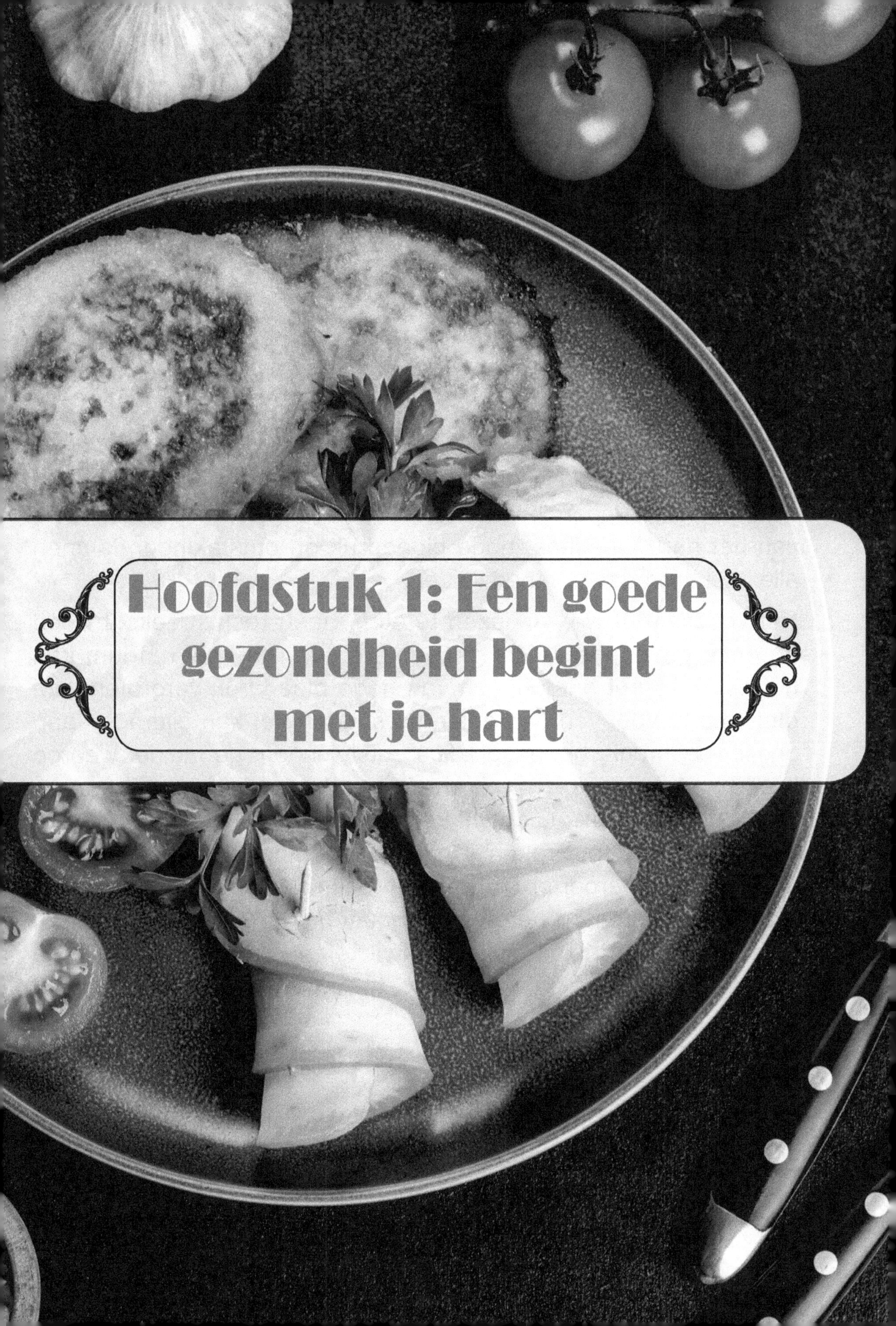

Hartziekten zijn doodsoorzaak nummer één. Een dieet met veel vet en natrium en weinig voedingsstoffen en vezels kan bijdragen aan deze epidemie. Het veranderen van de manier waarop we het voedsel bereiden waar we van genieten, kan een belangrijke rol spelen bij het verminderen van ons risico op het ontwikkelen van hartziekten.

Wat scheelt ons

Je kent het gezegde: 'Als mama niet gelukkig is, is niemand gelukkig.' Laten we dat voor onze doeleinden wijzigen in: 'Als je hart niet gelukkig is, is je lichaam niet gelukkig.' Veel aandoeningen waarmee we kampen, hebben een directe impact op de gezondheid van het hart. Obesitas, hoge bloeddruk en ontstekingen kunnen allemaal bijdragen aan hartziekten.

Het voedsel dat we verkiezen te eten, heeft rechtstreeks invloed op onze gezondheid. Het consumeren van te veel natrium kan het risico op het ontwikkelen van hoge bloeddruk vergroten. Het eten van te veel van de verkeerde soorten vet kan bijdragen aan obesitas. Chronische laaggradige ontstekingen, de manier waarop het lichaam reageert op vreemde indringers zoals virussen, kunnen leiden tot de ontwikkeling van tandplak waardoor uw bloedvaten verstopt raken. Deze aandoeningen kunnen ook het risico op een beroerte, diabetes en zelfs kanker vergroten. Door u te concentreren op het gezond houden van uw hart, verkleint u automatisch het risico op het ontwikkelen van andere slopende ziekten.

Hart gezond eten

Er zijn veel definities van het woord gezond als het gaat om voeding en uw dieet, afhankelijk van uw gezondheidsproblemen en voedingsbehoeften. Sommige mensen verminderen hun inname van koolhydraten. Anderen eten alleen biologisch voedsel.

Sommigen schrappen hele categorieën voedsel, zoals zuivel, granen of peulvruchten.

In dit boek houden we ons aan de definitie van voedzame, gezonde voeding van de American Heart Association (AHA): laag in vet, hoog in voedingsstoffen en vezels, en laag in natrium. Hoewel de AHA niet langer een vetarm dieet aanbeveelt, zegt het wel dat verzadigde vetten en transvetten moeten worden vervangen door gezondere vetten zoals enkelvoudig onverzadigde en meervoudig onverzadigde vetten. De meeste volwassenen zouden ongeveer 13 gram verzadigd vet per dag moeten consumeren, wat bij een dieet van 2000 calorieën per dag 5 tot 6 procent van de calorieën uit verzadigd vet is. De AHA beveelt het aanvaardbare distributiebereik voor macronutriënten aan, uitgegeven door de Health and Medicine Division, onderdeel van de National Academies of Sciences, Engineering, and Medicine, in 2002. Dit aanbevolen bereik voor volwassenen is 20 tot 35 procent van de calorieën uit vet.

Eén hulpmiddel in de aanbevelingen van de AHA is DASH – Dietary Approaches to Stop Hypertension. Hypertensie, of hoge bloeddruk, staat bekend als de 'stille moordenaar' omdat er meestal geen symptomen zijn. Velen weten niet eens dat ze het hebben. Daarom beveelt de AHA aan om niet meer dan 2.300 milligram natrium per dag te consumeren, en bij voorkeur 1.500 milligram per dag of minder. Om dat in perspectief te plaatsen: een kwart theelepel zout bevat 575 milligram natrium.

Suikers zijn een ander probleem. Het eten van veel suiker kan het risico op hartziekten vergroten en bijdragen aan ontstekingen in het lichaam.

Er zijn drie soorten suiker:

1. **Glucose:** de belangrijkste bouwsteen van koolhydraten
2. **Fructose:** de suiker die in fruit zit
3. **Sucrose:** kristalsuiker

De meeste recepten gebruiken twee soorten suiker:

1. Natuurlijk voorkomende suikers (fructose) uit fruit en sommige groenten
2. Toegevoegde suikers

De meeste toegevoegde suikers in diëten zitten in frisdranken, snoep, cakes, koekjes, taarten en sommige zuivelproducten zoals gezoete yoghurt. Die suikers hebben geen andere voedingswaarde dan calorieën. Toegevoegde suikers zijn onder meer bruine suiker, witte suiker, honing, melasse en glucosestroop; die producten bevatten veel sucrose.

De AHA beveelt aan dat mannen hun inname van toegevoegde suikers beperken tot 36 gram (9 theelepels) per dag; vrouwen moeten hun inname beperken tot 24 gram (6 theelepels) per dag.

Natuurlijk voorkomende suikers, zoals fructose, zijn niet zo slecht voor je als toegevoegde suikers. Die natuurlijke suikers zitten boordevol vitamine A en C en vezels. En de vezels helpen de suikerverwerking door uw lichaam te vertragen, waardoor de snelheid waarmee uw bloedsuikerspiegel stijgt afneemt. Dat kan de ontwikkeling van diabetes helpen voorkomen.

De AHA beveelt ook aan om het aantal calorieën dat ze eten te verminderen. De meeste mensen zouden ongeveer 2.000 calorieën per dag moeten eten, afhankelijk van leeftijd, geslacht en mate van fysieke activiteit. Je moet een verscheidenheid aan voedingsmiddelen eten, met de nadruk op fruit en groenten, volle granen, mager vlees, gevogelte, vis, magere zuivelproducten, noten, peulvruchten en plantaardige oliën. Kies voedingsmiddelen die veel vezels bevatten, vermijd transvetten (later meer over dit vet) en verzadigd vet, en verminder de suikerconsumptie.

Bij dit dieet moet u elke dag eten:

- Zuivel (vetarm): twee of drie porties
- Vetten en oliën: twee of drie porties
- Fruit: vier of vijf porties
- Groenten: vier of vijf porties

- **Vlees, gevogelte en vis:** zes of minder porties
- **Granen:** ongeveer zes porties

En als u serieus uw gezondheid wilt verbeteren, is het de moeite waard om ervoor te zorgen dat u precies begrijpt wat een 'portie' is (zie bronnen hier). De meesten denken dat een portie veel groter is dan hij is.

Bijvoorbeeld:

- **Brood:** Eén portie is één sneetje (1 ounce).
- **Fruit:** Eén portie is één stuk.
- **IJs:** Eén portie is (helaas) slechts ½ kopje.
- **Vlees:** Eén portie van 3 ons is ongeveer zo groot als een pak kaarten.

Alle recepten in dit boek bevatten, per portie:

- Niet meer dan 35 procent van de calorieën uit vet
- Niet meer dan 140 milligram natrium per portie
- In de meeste gevallen slechts 1 tot 2 gram verzadigd vet
- Niet meer dan 22 gram suiker (de meeste hebben veel minder)
- Geen transvet
- Gezonde hoeveelheden vitamines en vezels, indien mogelijk

Maak het vet en het zout schoon

Het is niet moeilijk om vet en zout in je favoriete voedsel te verminderen; het vergt slechts een beetje kennis en moeite.

Wist u dat het meeste natrium dat u binnenkrijgt, in verpakte en bewerkte voedingsmiddelen zit?

Verminder natrium door:

- het lezen van de etiketten en het kopen van natriumarme versies van uw favoriete voedsel.

- het kiezen van volwaardig voedsel, zoals verse tomaten en kipfilets, in plaats van een diner met bevroren kip.

- het verminderen of elimineren van zout dat wordt toegevoegd aan recepten die u kookt. Strooi een klein beetje zout over uw eten vlak voordat u het eet; de smaak zal duidelijker naar voren komen en u zult meer tevreden zijn.

Om vet uit uw dieet te schrappen, verwijdert u het zichtbare vet van vlees, verwijdert u het vel van gevogelte voordat u het gaat koken en kiest u voor producten met een lager vetgehalte, zoals kalkoenworst in plaats van varkensworst. En nogmaals, lees de etiketten wanneer u bewerkte voedingsmiddelen koopt en kies voor opties met laag vetgehalte.

Andere diëten en hartgezondheid

De belangrijkste voedingsbenaderingen voor een goede hartgezondheid zijn onder meer het DASH-dieet, waarop dit boek is gebaseerd; plantaardige diëten zoals vegetarisch en veganistisch; en het mediterrane dieet, dat de nadruk legt op volwaardige voeding, verse producten en olijfolie. Al deze diëten zijn compatibel met de recepten in dit boek.

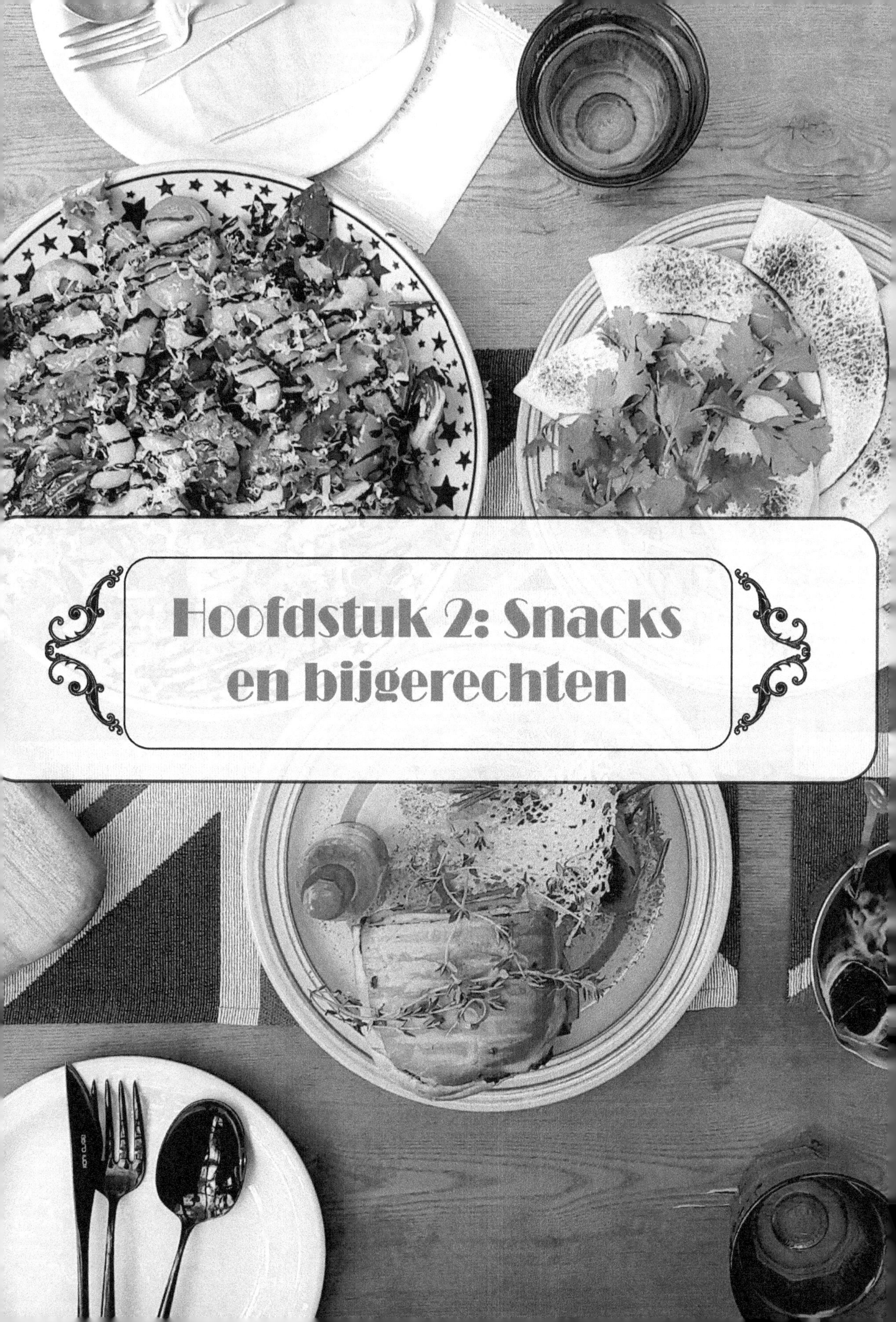
Hoofdstuk 2: Snacks
en bijgerechten

Rozemarijn-witte bonendip

Voorbereidingstijd: 10 minuten
Kooktijd: 10 minuten

Ingrediënten:

- 1 (7,5 ounce) pot gemarineerde artisjokharten, uitgelekt
- 1 blikje cannellinibonen, afgespoeld en uitgelekt
- 1 theelepel fijngehakte verse rozemarijn
- 2 eetlepels extra vergine olijfolie
- 1 teentje knoflook, gepeld
- Snufje cayennepeper
- Versgemalen zwarte peper

Methode:

1. Meng de bonen, olie, knoflook, rozemarijn, cayennepeper en zwarte peper in een keukenmachine tot een gladde massa.
2. Voeg de artisjokharten toe en pulseer tot ze grof gehakt maar nog niet gepureerd zijn.

In de oven geroosterde knoflookkool

Voorbereidingstijd: 5 minuten
Kooktijd: 40 minuten
Zuivelvrij, glutenvrij, veganistisch

Ingrediënten:

- ½ krop kool, in plakjes van 2,5 cm dik gesneden
- Versgemalen zwarte peper
- 1 eetlepel olijfolie
- 3 teentjes knoflook, fijngehakt
- 1 eetlepel gedroogde bieslook
- Zout

1. Verwarm de oven voor op 400 °F.
2. Bestrijk beide kanten van de koolplakken met de olijfolie.
3. Dep de knoflook gelijkmatig op elke kant van de koolplakken.
4. Bestrooi elke kant met bieslook en breng ze op smaak met zout en peper.
5. Leg de plakjes op een bakplaat.
6. Rooster gedurende 20 minuten, draai de plakjes om en rooster gedurende 20 minuten, of tot de randen knapperig zijn.
7. Serveer onmiddellijk.

Gebakken tortillachips

Voorbereidingstijd: 5 minuten
Kooktijd: 20 minuten

Ingrediënten:

- 1 eetlepel canola- of zonnebloemolie
- 4 middelgrote volkoren tortilla's
- ⅛ theelepel grof zout

Methode:

1. Verwarm de oven voor op 350 °F.
2. Bestrijk beide kanten van elke tortilla met de olie.
3. Stapel ze op een grote snijplank en snijd de hele stapel in één keer door de stapel in 8 partjes van elke tortilla te snijden.
4. Leg de tortillastukjes op een omrande bakplaat.
5. Strooi een beetje zout over elke chip.
6. Bak gedurende 10 minuten en draai de chips dan om.
7. Bak nog 3 tot 5 minuten, tot ze net bruin beginnen te worden.

Knoflook boerenkoolchips

Voorbereidingstijd: 5 minuten
Kooktijd: 25 minuten

Ingrediënten:

- 2 theelepels extra vergine olijfolie
- ¼ theelepel koosjer zout
- 1 bos boerenkool
- ¼ theelepel knoflookpoeder (optioneel)

Methode:

1. Verwarm de oven voor op 325 °F.
2. Bekleed een omrande bakplaat met bakpapier.
3. Verwijder de harde stengels van de boerenkool en scheur de bladeren in vierkanten ter grootte van grote chips (ze zullen krimpen als ze gaar zijn).
4. Doe de boerenkool in een grote kom en besprenkel met de olie.
5. Masseer met je vingers gedurende 1 tot 2 minuten om goed te bedekken.
6. Verdeel over de bakplaat.
7. Kook gedurende 8 minuten, roer en kook nog eens 7 minuten en controleer ze.
8. Haal ze eruit als ze knapperig aanvoelen, waarschijnlijk binnen de volgende 5 minuten.
9. Bestrooi met zout en knoflookpoeder (indien gebruikt). Geniet meteen.

In de oven geroosterde zoete aardappelfrietjes

Voorbereidingstijd: 5 minuten
Kooktijd: 30 minuten
Zuivelvrij, glutenvrij, veganistisch

Ingrediënten:

- ¼ theelepel versgemalen zwarte peper
- ⅛ theelepel cayennepeper
- 2 zoete aardappelen, geschrobd
- 1 eetlepel olijfolie
- 1 theelepel knoflookpoeder
- 1 theelepel paprikapoeder
- ⅛ theelepel zout

Methode:

1. Verwarm de oven voor op 425 °F
2. Laat de schil eraan en snijd de zoete aardappelen met een zeer scherp mes in dunne, gelijkmatige luciferstokjes.
3. Leg de lucifers op een grote bakplaat en besprenkel met de olijfolie.
4. Bestrooi met knoflookpoeder, paprikapoeder, zwarte peper, cayennepeper en zout en schep om.
5. Schik de aardappelen in een enkele laag, zodat ze knapperig worden.
6. Bak gedurende 15 minuten en draai om om de andere kant te bakken.
7. Bak nog eens 10 tot 15 minuten, of tot ze knapperig en bruin zijn.
8. Serveer onmiddellijk.

Bloemkool Gepureerde "Aardappelen"

Voorbereidingstijd: 5 minuten
Kooktijd: 8 minuten
Glutenvrij, snel en gemakkelijk

Ingrediënten:

- 1½ pond bloemkoolkop, in roosjes gesneden
- 2 eetlepels magere melk of plantaardige molen
- Snufje versgemalen zwarte peper
- 1 theelepel gehakte verse bieslook
- 3 teentjes knoflook, gehakt
- 1 theelepel verse tijm
- 1 theelepel olijfolie
- Snufje zout

Methode:

1. Vul een grote pan met ongeveer 2,5 cm water en plaats een stoommandje.
2. Breng het water aan de kook en doe de bloemkoolroosjes in het mandje.
3. Zet het vuur laag en laat het afgedekt sudderen. Laat de bloemkool 6 tot 8 minuten stomen, of tot hij gaar is.
4. Giet de gestoomde bloemkool af en doe deze in de kom van een grote keukenmachine.
5. Voeg de knoflook, tijm, bieslook, olijfolie, melk, zout en peper toe en verwerk tot de gewenste textuur.
6. Serveer warm.

Geroosterde Spruitjes

Voorbereidingstijd: 5 minuten
Kooktijd: 12 minuten
Zuivelvrij, glutenvrij, veganistisch, snel en gemakkelijk

Ingrediënten:

- 1 theelepel balsamicoazijn
- Versgemalen zwarte peper
- 1 kopje spruitjes
- 1 theelepel olijfolie
- Zout

Methode:

1. Verwarm de oven voor op 200°C en bekleed een bakplaat met aluminiumfolie.
2. Snijd de uiteinden van de spruitjes af en verwijder de gekneusde buitenste bladeren.
3. Halveer de spruitjes en plaats ze op de voorbereide bakplaat.
4. Voeg de olijfolie en azijn toe en breng op smaak met zout en peper.
5. Meng ze met je handen tot ze bedekt zijn.
6. Verdeel de spruiten in een enkele laag, zorg ervoor dat ze niet te vol raken.
7. Bak gedurende 10 tot 12 minuten en roer ze halverwege.
8. Serveer warm.

Zelfgemaakte Hash Browns

Voorbereidingstijd: 10 minuten
Kooktijd: 20 minuten
Zuivelvrij, glutenvrij, veganistisch, snel en gemakkelijk

Ingrediënten:

- 1 Yukon gold aardappel, geschild en geraspt
- 1½ eetlepel glutenvrij havermeel
- Snufje versgemalen zwarte peper
- 1 zoete aardappel, geschild en geraspt
- ½ kopje gehakte spinazieblaadjes
- ¼ kopje fijngesneden ui
- ¼ kopje geraspte wortelen
- ⅛ theelepel zout
- 2 theelepels olijfolie

Methode:

1. Meng in een middelgrote kom de zoete aardappel, goudaardappel, spinazie, ui en wortels.
2. Voeg het zout toe en meng goed.
3. Knijp met je handen het groentemengsel uit om al het vocht te verwijderen.
4. Strooi het havermeel en een snufje peper erdoor en meng alles door elkaar.
5. Verdeel het aardappelmengsel in vier hoopjes en vorm van elk hoopje burgers.
6. Verhit de olijfolie in een grote koekenpan op middelhoog vuur.
7. Voeg de pasteitjes toe, druk ze zachtjes aan en bak ze 4 tot 5 minuten bruin.
8. Zet het vuur middelhoog en kook nog 5 minuten.
9. Draai de pasteitjes om en bak nog 5 tot 10 minuten, of tot ze knapperig en bruin zijn. Serveer warm.

Pittige Guacamole

Voorbereidingstijd: 15 minuten
Kooktijd: 15 minuten

Ingrediënten:

- 1 eetlepel fijngehakte jalapeñopeper, of naar smaak
- 1 rijpe avocado, geschild, ontpit en gepureerd
- 1½ eetlepel vers geperst limoensap
- 1 eetlepel gehakte verse koriander
- 1 eetlepel gehakte rode ui
- 1 teentje knoflook, fijngehakt
- ⅛ tot ¼ theelepel koosjer zout
- Versgemalen zwarte peper

Methode:

1. Combineer de avocado, limoensap, jalapeño, ui, koriander, knoflook, zout en peper in een grote kom en meng goed.

Sesam-Knoflook Edamame

Voorbereidingstijd: 10 minuten
Kooktijd: 10 minuten

Ingrediënten:

- 1 (14 ounce) pakket bevroren edamame in hun schelpen
- ¼ theelepel rode pepervlokken (of meer)
- 1 eetlepel canola- of zonnebloemolie
- 1 eetlepel geroosterde sesamolie
- 3 teentjes knoflook, fijngehakt
- ½ theelepel koosjer zout

Methode:

1. Breng een grote pan water op hoog vuur aan de kook.
2. Voeg de edamame toe en kook net lang genoeg om ze op te warmen, 2 tot 3 minuten.
3. Verhit ondertussen de koolzaadolie, sesamolie, knoflook, zout en rode pepervlokken in een grote koekenpan op middelhoog vuur gedurende 1 tot 2 minuten en haal dan de pan van het vuur.
4. Giet de edamame af en doe ze in de pan, roer goed door elkaar.

Hoofdstuk 3: Ontbijt

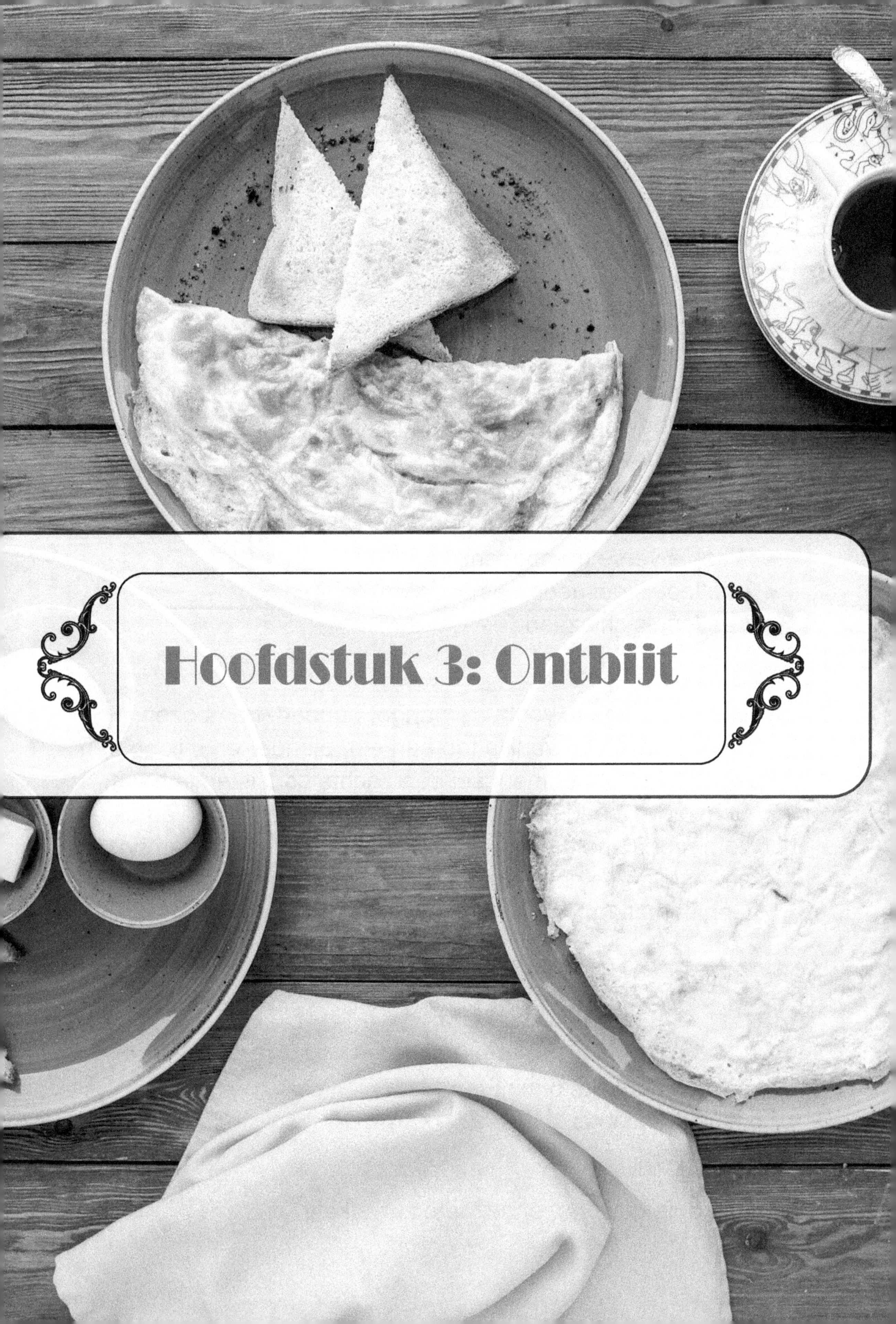

Frambozen Perzik Smoothie Bowls

Voorbereidingstijd: 5 minuten
Glutenvrij, snel en gemakkelijk

Ingrediënten:

- 1½ kopje magere Griekse yoghurt
- ½ kopje ongezoete amandelmelk
- 1 rijpe perzik, in plakjes gesneden (ongeveer ⅔ kopje)
- 1 kopje bevroren gehakte mango
- ½ kopje bevroren plakjes banaan
- ½ kopje bevroren frambozen
- 1 theelepel vanille-extract
- ½ kopje verse frambozen
- 2 eetlepels gesneden amandelen
- 2 eetlepels chiazaad

Methode:

1. Voeg de Griekse yoghurt, mango, banaan, frambozen, amandelmelk en vanille toe aan een blender en mix op een lage stand tot het mengsel een zachte consistentie heeft.
2. Schep het mengsel in twee serveerkommen en beleg elke kom met de helft van de gesneden perzik, verse frambozen, amandelen en chiazaden.
3. Geniet meteen.

Bananenkefir-smoothie

Voorbereidingstijd: 5 minuten
Kooktijd: 5 minuten

Ingrediënten:

- 1½ kopje gewone, ongezoete zuivelkefir

- 2 kleine bevroren bananen
- 2 theelepels honing (optioneel)

1. Meng de kefir en bananen in een blender tot een gladde massa.
2. Proef en voeg indien nodig honing toe.

Chocolade Power Smoothie

Voorbereidingstijd: 10 minuten
Kooktijd: 10 minuten

- 2 eetlepels ongezoet cacaopoeder
- 2 eetlepels natuurlijke pindakaas
- 1½ kopje vanille-sojamelk
- 1 eetlepel hennepzaad
- 1 middelgrote bevroren banaan
- 1 kopje bevroren bosbessen
- 1 kop babyspinazie
- ¼ tot ½ kopje water (optioneel)

1. Als je geen erg krachtige blender hebt, hak dan de banaan grof.
2. Doe de banaan, spinazie, bosbessen, cacaopoeder, pindakaas, sojamelk en hennepzaad in de blender en pureer goed.
3. Voeg het water toe, een paar eetlepels per keer, als je de voorkeur geeft aan een dunnere consistentie.

Appel-Pecannoot Havermout

Voorbereidingstijd: 10 minuten
Kooktijd: 15 minuten

Ingrediënten:

- 2 eetlepels gemalen lijnzaad, verdeeld
- ½ theelepel gemalen kaneel, verdeeld
- ⅓ kopje grof gehakte pecannoten, verdeeld
- 2 eetlepels gedroogde kersen, verdeeld
- 1½ kopje vanille-sojamelk
- ⅔ kop ouderwetse haver
- 2 kleine appels

Methode:

1. Verwarm de sojamelk en de haver in een middelgrote pan op hoog vuur.
2. Wanneer de melk begint te borrelen, zet je de temperatuur op middellaag en laat je het sudderen.
3. Ontkern ondertussen de appels en snij ze in blokjes.
4. Voeg ze gaandeweg toe aan de pot.
5. Als de haver en appels naar wens gaar zijn, verdeel je na ongeveer 10 minuten de havermout over twee kommen.
6. Bestrijk elk gerecht met de helft van het lijnzaad en de kaneel, en vervolgens met de helft van de pecannoten en kersen.

Volkoren bosbessenmuffins

Voorbereidingstijd: 5 minuten
Kooktijd: 23 minuten

Ingrediënten:

- 2 theelepels gegranuleerde stevia of 2 eetlepels bruine suiker
- 3 eetlepels magere melk of plantaardige melk
- ½ kopje bosbessen (vers of bevroren)
- Olijfolie anti-aanbakspray
- ¾ kopje volkorenmeel
- ½ theelepel zuiveringszout
- 2 eiwitten, opgeklopt
- ¼ kopje geraspte courgette
- ½ theelepel vanille-extract
- Snufje zout

Methode:

1. Verwarm de oven voor op 375 °F en spuit twee kopjes van een gigantische muffinpan lichtjes in met de kookspray.
2. Meng de bloem, bakpoeder, zout en stevia in een grote kom. Zet het opzij.
3. Roer in een kleine kom het eiwit, de courgette, de melk en de vanille door elkaar.
4. Roer de natte ingrediënten door de droge ingrediënten. Spatel de bosbessen er voorzichtig door.
5. Verdeel het beslag gelijkmatig over de voorbereide muffinbekers.
6. Bak gedurende 19 tot 23 minuten, of totdat een tandenstoker die je in het midden steekt er schoon uitkomt.
7. Laat ze 3 minuten afkoelen voordat je ervan geniet.

Bosbessen-Bananen Smoothie

Voorbereidingstijd: 10 minuten
Kooktijd: 10 minuten

Ingrediënten:

- ½ kopje pure Griekse yoghurt van 2%
- ½ kopje bevroren mangostukjes
- 2 eetlepels hennepzaad
- 1 kopje bevroren bosbessen
- 2 kopjes vanille-sojamelk   • 1 banaan

Methode:

1. Combineer de banaan, bosbessen, mango, sojamelk, yoghurt en hennepzaad in een blender en meng goed.

Aardbeienontbijtijsje

Voorbereidingstijd: 5 minuten
Kooktijd: 5 minuten

Ingrediënten:

- ½ kopje Omega-3 Skillet Granola of suikerarme granola uit de winkel, verdeeld
- 1 kopje pure Griekse yoghurt 2%, verdeeld
- 1 banaan, in plakjes gesneden, verdeeld
- ¼ kopje geschaafde amandelen, verdeeld
- 1 kopje aardbeien, verdeeld

Methode:

1. Verdeel de yoghurt over twee kommen.
2. Beleg elk gerecht met de helft van de gesneden banaan, muesli, amandelen en aardbeien.

Bijna instant havermout

Voorbereidingstijd: 5 minuten
Kooktijd: 10 minuten

Ingrediënten:

- 2 kopjes vanille-sojamelk, plus meer indien nodig
- 2 eetlepels natuurlijke pindakaas
- 1 eetlepel hennepzaad, verdeeld
- 2 theelepels pure ahornsiroop
- ¼ theelepel gemalen kaneel
- 1 banaan, in plakjes gesneden, verdeeld
- ¾ kopje haverzemelen

Methode:

1. Verwarm de sojamelk in een grote pan op hoog vuur.
2. Voeg de haverzemelen, pindakaas, ahornsiroop en kaneel toe, terwijl je roert.
3. Als het begint te koken, zet je het vuur middelhoog.
4. Laat 2 minuten koken, af en toe roeren.
5. Voeg meer melk of water toe als je de voorkeur geeft aan een dunnere consistentie.
6. Verdeel de havermout over twee kommen.
7. Beleg elk gerecht met de helft van de gesneden banaan- en hennepzaadjes.

Pompoen Engelse Muffins

Voorbereidingstijd: 1 minuut
Kooktijd: 3 tot 4 minuten
Zuivelvrij, glutenvrij, snel en gemakkelijk

Ingrediënten:

- ½ tot 1 theelepel gegranuleerde stevia
- Olijfolie anti-aanbakspray
- ½ theelepel pompoentaartkruiden
- ½ theelepel gemalen kaneel
- ½ kopje glutenvrij havermeel
- 1 theelepel bakpoeder
- 4 eiwitten
- ¼ kopje pompoenpuree
- Snufje zout

Methode:

1. Spuit twee 7-ounce schaaltjes in met de kookspray.
2. Roer in een middelgrote kom het havermeel, bakpoeder, eiwit, pompoenpuree, pompoentaartkruiden, kaneel, zout en stevia door elkaar tot alles goed gemengd is.
3. Verdeel het beslag gelijkmatig over de twee vormpjes.
4. Plaats een schaaltje in de magnetron en zet de magnetron gedurende 1 minuut tot 1 minuut en 30 seconden op de hoogste stand (afhankelijk van je magnetron), of tot het gaar is.
5. Herhaal met de tweede schaal.
6. Laat de muffins even afkoelen en haal ze dan uit de vormpjes.
7. Snijd elke Engelse muffin horizontaal doormidden en rooster tot hij gaar is naar jouw smaak.
8. Geniet met notenboter of een spread naar keuze.

Omega-3 koekepangranola

Voorbereidingstijd: 10 minuten
Kooktijd: 10 mijl

Ingrediënten:

- 2 eetlepels Better Butter of 1 eetlepel canola- of zonnebloemolie plus
- ⅓ kopje grof gehakte walnoten
- 1 eetlepel gemalen lijnzaad
- ½ theelepel gemalen kaneel
- 1 eetlepel ongezouten boter
- 1 eetlepel honing
- ¾ kopje gerolde havervlokken
- 1 eetlepel chiazaad
- 1 eetlepel hennepzaad
- Snufje zout

Methode:

1. Smelt de Better Butter en honing in een grote koekenpan op middelhoog vuur en kook verder tot het bubbelt.
2. Roer de haver, walnoten, chiazaad, hennepzaad, lijnzaad, kaneel en zout erdoor en kook al roerend tot de haver en noten bruin beginnen te worden, 3 tot 4 minuten. Als ze te snel bruin worden, zet dan het vuur middelhoog.
3. Eet de granola meteen op of laat hem volledig afkoelen. Bewaar hem daarna in een luchtdichte verpakking maximaal 2 weken in de voorraadkast of 3 maanden in de vriezer.

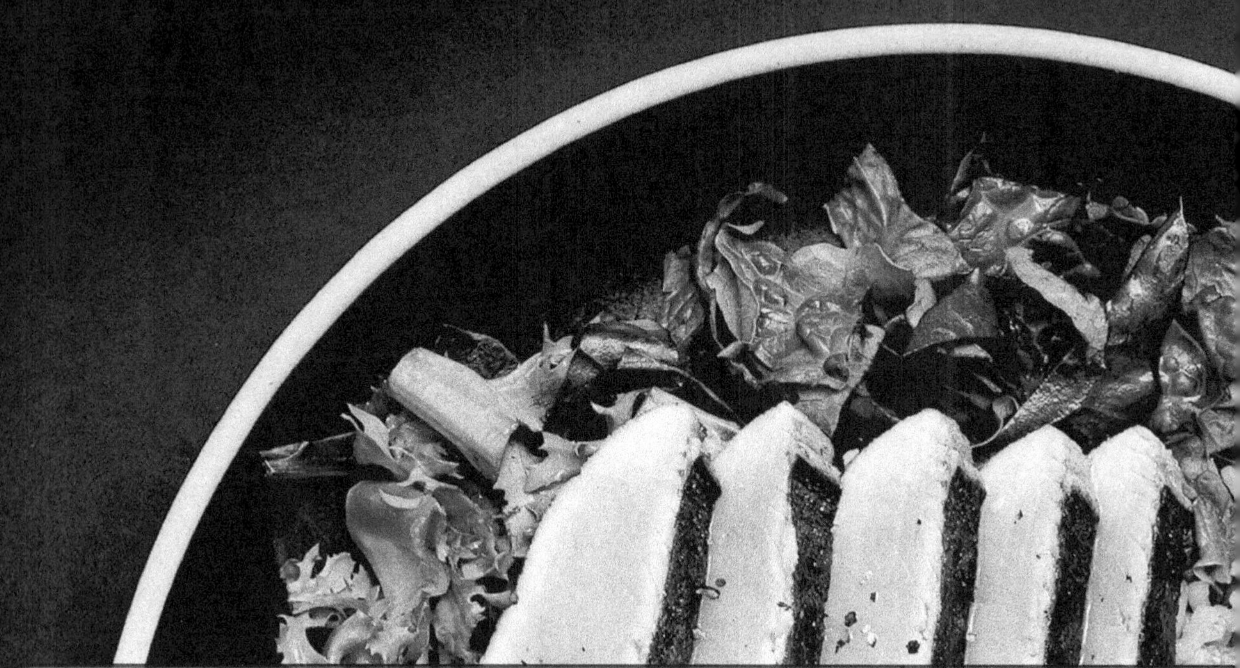

Hoofdstuk 4: Zeevruchten

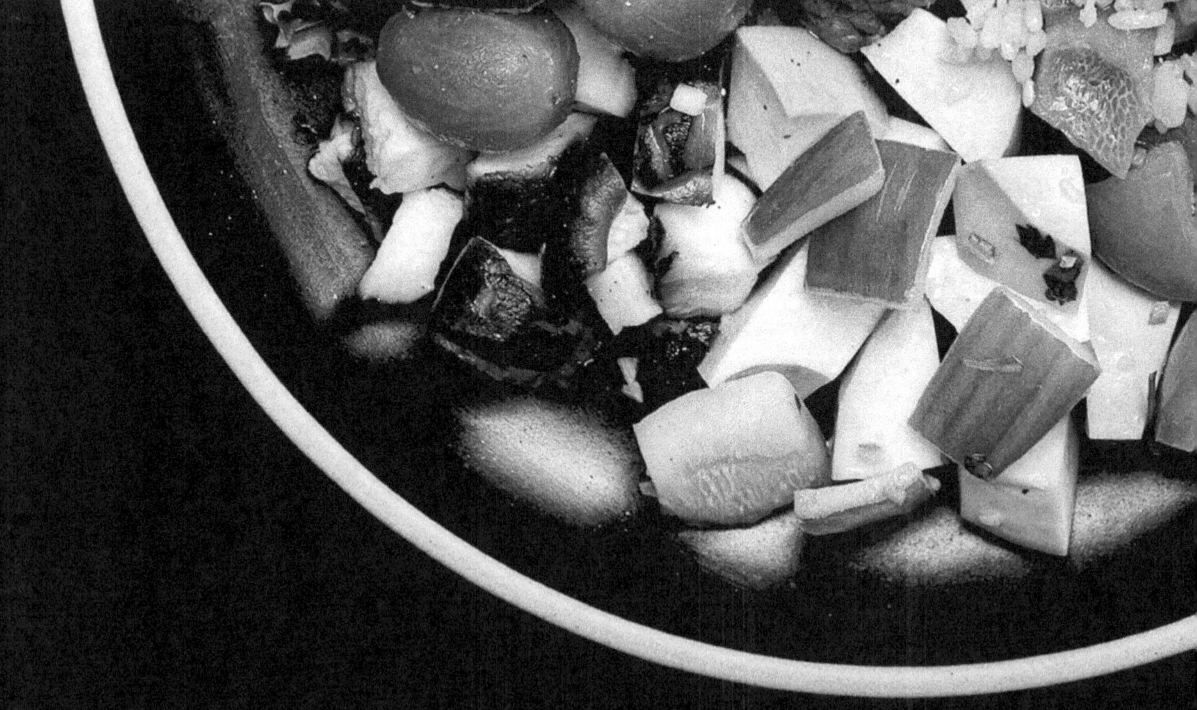

Tomaat en Courgette met Zalm en Farro

Voorbereidingstijd: 25 minuten
Kooktijd: 25 minuten

Ingrediënten:

- Schil en sap van 1 citroen (ongeveer 3 eetlepels sap)
- 1 blikje wilde zalm, uitgelekt
- 2 eetlepels extra vergine olijfolie
- 2 kopjes kerstomaatjes, gehalveerd
- ½ kopje verkruimelde fetakaas • 1 kop ongekookte farro
- 4 sjalotten, in dunne plakjes gesneden
- 1 theelepel gedroogde tijm • 2 teentjes knoflook
- 1 middelgrote courgette • 4 kopjes babyspinazie

Methode:

1. Kook de farro volgens de aanwijzingen op de verpakking.
2. Verhit ondertussen de olie in een grote koekenpan op middelhoog vuur.
3. Voeg de sjalotten, tomaten en tijm toe.
4. Kook tot de sjalotten bruin beginnen te worden, 5 of 6 minuten.
5. Terwijl dat kookt, rasp of spiraliseer je de courgette en hak je de knoflook fijn.
6. Voeg de courgette, knoflook en citroenschil en -sap toe aan de koekenpan met de tomaten en kook een paar minuten, af en toe roerend.
7. Giet de zalm af en bewaar 1 eetlepel vloeistof uit het blik.
8. Voeg de zalm toe aan de koekenpan, samen met het gereserveerde inmaakvocht. Haal de vis uit elkaar met een vork. Voeg de gekookte farro en de spinazie toe. Roer alles door elkaar om door te verwarmen.
9. Proef en pas de kruiden aan. Bestrijk met de fetakaas.

Tonijnsteaks met Sesamkorst

Voorbereidingstijd: 5 minuten
Kooktijd: 12 minuten
Zuivelvrij, glutenvrij, snel en gemakkelijk

Ingrediënten:

- Olijfolie anti-aanbakspray
- 2 Ahi-tonijnsteaks (150 gram).
- 6 eetlepels sesamzaadjes
- Versgemalen zwarte peper
- ½ eetlepel olijfolie
- 1 theelepel sesamolie
- Zout

Methode:

1. Verwarm de oven voor op 450 °F en spuit een bakplaat lichtjes in met kookspray.
2. Roer in een kleine kom de olijfolie en sesamolie door elkaar.
3. Bestrijk de tonijnsteaks met het oliemengsel.
4. Doe de sesamzaadjes in een ondiepe kom.
5. Druk de steaks in de zaden en draai ze zodat alle kanten bedekt zijn.
6. Leg de tonijnsteaks op de voorbereide bakplaat.
7. Bestrooi met zout en peper.
8. Bak gedurende 4 tot 6 minuten per visdikte van ½ inch, of totdat de vis begint te schilferen als je hem met een vork test.
9. Serveer onmiddellijk.

Gebakken heilbot met chimichurri

Voorbereidingstijd: 10 minuten
Kooktijd: 10 minuten

Ingrediënten:

- 4 duurzaam geproduceerde heilbotfilets, vers of ontdooid
- 2 eetlepels extra vergine olijfolie
- 1 recept Chimichurri

1. Verhit de olie in een grote koekenpan met anti-aanbaklaag op middelhoog vuur.
2. Als de olie heet is, schroei je de heilbot ongeveer 5 minuten aan elke kant, totdat hij gemakkelijk schilfert en gaar is tot een interne temperatuur van 145°F.
3. Serveer onmiddellijk, gegarneerd met de Chimichurri.

Rozemarijn-citroenzalm

Voorbereidingstijd: 10 minuten
Kooktijd: 25 minuten

- 1 pond duurzaam geproduceerde, verse zalmfilets met vel
- Schil en sap van ½ citroen (ongeveer 1½ eetlepel sap)
- 2 verse rozemarijntakjes of 1 theelepel gedroogde rozemarijn
- 1 teentje knoflook, fijngehakt
- ¼ theelepel koosjer zout
- Versgemalen zwarte peper
- 1 eetlepel extra vergine olijfolie (optioneel)

1. Zet het ovenrek op het op een na hoogste niveau en verwarm de grill voor.
2. Bekleed een omrande bakplaat met aluminiumfolie.
3. Leg de zalm met de huid naar beneden op het vel.
4. Bestrooi met de citroenschil en het sap, knoflook, zout en peper.
5. Leg de takjes rozemarijn erop. Besprenkel met olijfolie (indien

gebruikt).

6. Rooster de zalm gedurende 5 minuten, verplaats hem dan naar een lager rooster en zet het vuur lager tot 325°F.
7. Kook nog 8 tot 10 minuten, tot de zalm bijna gaar is (zie de Kooktip).
8. Laat de vis, afgedekt met folie, 5 minuten rusten voordat u hem serveert.

Elektrische kikkererwten en garnalen

Voorbereidingstijd: 20 minuten
Kooktijd: 20 minuten

Ingrediënten:

- 7 ons duurzaam geproduceerde, bevroren gekookte garnalen, ontdooid en gepeld
- 1 (15 ounce) blik kikkererwten zonder zout, gespoeld en uitgelekt
- 1 rode paprika, zonder zaadjes en in blokjes gesneden
- 3 eetlepels extra vergine olijfolie
- ⅓ kopje fijngehakte rode ui
- 1 teentje knoflook, fijngehakt
- ½ kopje rode wijnazijn
- Snufje cayennepeper
- ½ theelepel paprikapoeder
- ½ theelepel gedroogde oregano
- ⅛ theelepel zout

Methode:

1. Meng de garnalen, kikkererwten, paprika, ui, knoflook, azijn, olijfolie, paprika, oregano, zout en cayennepeper in een grote kom.
2. Proef en pas de kruiden aan.

Tonijnmelt met open gezicht en citroenpeper

Voorbereidingstijd: 15 minuten
Kooktijd: 15 minuten

Ingrediënten:

- 2 theelepels Better Butter of niet-gehydrogeneerde margarine
- 1 (5 ounce) blikje duurzaam geproduceerde tonijn, verpakt in water
- 1 eetlepel vers geperst citroensap
- Versgemalen zwarte peper
- ¼ kopje geraspte Cheddar-kaas
- 2 theelepels extra vergine olijfolie
- 2 sneetjes gekiemd graanbrood
- 2 theelepels mayonaise
- 1 theelepel citroenschil
- 2 eetlepels fijngesneden rode ui (optioneel)
- ½ theelepel rode pepervlokken (optioneel)

Methode:

1. Zet het ovenrek ongeveer 15 cm van het vuur en verwarm de grill voor.
2. Smeer de boter dun op beide kanten van het brood.
3. Leg het brood op een omrande bakplaat.
4. Rooster het brood onder de grill tot het aan beide kanten goudbruin is, ongeveer 2 minuten aan elke kant.
5. Houd het goed in de gaten om er zeker van te zijn dat het niet verbrandt.
6. Laat de tonijn goed uitlekken en pureer hem in een middelgrote kom met de olie, mayonaise, citroenschil en -sap, rode ui en rode pepervlokken (indien gebruikt) en zwarte peper. Goed mengen.

7. Verdeel het tonijnmengsel over de twee sneetjes brood, zorg ervoor dat het brood volledig bedekt is. Bestrooi met de kaas.
8. Rooster tot de kaas gesmolten is, 2 tot 3 minuten.

Tonijn-, cashew- en couscoussalade

Voorbereidingstijd: 15 minuten
Kooktijd: 15 minuten

Ingrediënten:

- 1 (5 ounce) blikje duurzaam geproduceerde tonijn, verpakt in olie
- 1 paprika, welke kleur dan ook, zonder zaadjes en fijngehakt
- 1 pakje broccolisla (ongeveer 4 kopjes)
- ½ theelepel versgemalen zwarte peper
- ½ kopje gehakte ongezouten geroosterde cashewnoten
- ½ kopje ongekookte volkoren couscous
- 2 eetlepels extra vergine olijfolie
- 3 bosuitjes, fijngehakt
- 3 eetlepels rode wijnazijn
- 1 theelepel gedroogde oregano
- 1 theelepel gedroogde tijm
- ¼ theelepel zout

Methode:

1. Bereid de couscous met het zout volgens de aanwijzingen op de verpakking.
2. Doe het in een middelgrote kom en laat het afkoelen totdat de andere ingrediënten klaar zijn.
3. Laat de tonijn uitlekken en gebruik een vork om hem fijn te prakken in een grote kom.
4. Voeg de paprika, broccolisla, lente-uitjes, azijn, olie, oregano, tijm en zwarte peper toe.
5. Voeg de couscous toe en roer goed.
6. Pas indien gewenst de kruiden aan.
7. Garneer met de cashewnoten.

Bottaco's met koolsla

Voorbereidingstijd: 10 minuten
Kooktijd: 6 minuten
Zuivelvrij, glutenvrij, snel en gemakkelijk

Ingrediënten:

- 8 ons botfilets zonder vel, in stukjes van 2,5 cm gesneden
- 2 eetlepels vers geperst limoensap
- ⅛ theelepel versgemalen zwarte peper
- 1 kopje in dunne plakjes gesneden rode kool
- 1 theelepel gemalen komijn
- ½ avocado, gehakt
- 3 theelepels olijfolie, verdeeld
- 4 maistortilla's, opgewarmd
- Verse koriander, ter garnering
- ⅛ theelepel zout

Methode:

1. Meng de bot, komijn, zout en peper in een kleine kom.
2. Meng in een andere kleine kom de kool, avocado, limoensap en 1 theelepel olijfolie.
3. Verhit de resterende 2 theelepels olijfolie in een middelgrote koekenpan op middelhoog vuur.
4. Voeg de bot toe aan de koekenpan en kook al draaiend ongeveer 4 minuten, of tot de vis net ondoorzichtig is en gemakkelijk uit elkaar valt met een vork.
5. Plaats 2 warme tortilla's op elk serveerbord.
6. Verdeel de vis over de tortilla's en beleg met de kool-avocadosla.
7. Serveer gegarneerd met verse koriander.

Pittige Zalmsandwiches

Voorbereidingstijd: 15 minuten
Kooktijd: 15 minuten

Ingrediënten:

- ½ kopje kikkererwten uit blik, zonder zout, afgespoeld en uitgelekt
- 8 sneetjes gekiemd graanbrood, geroosterd
- 1 blikje wilde zalm, uitgelekt
- ¼ kopje ongezouten zonnebloempitten
- 2 eetlepels mayonaise
- ¼ theelepel Srirachasaus
- ½ kopje fijngesneden bleekselderij
- 4 blaadjes sla
- ¼ theelepel gedroogde dille
- ½ kopje geraspte wortel

Methode:

1. Pureer de zalm samen met de mayonaise, Sriracha en dille in een middelgrote kom.
2. Meng de wortel, selderij, kikkererwten en zonnebloempitten erdoor.
3. Verdeel de zalm over 4 sneetjes toast.
4. Beleg met de sla en de overige sneetjes toast.

Meerval met pecannotenkorst en geroosterde Romaine

Voorbereidingstijd: 20 minuten
Kooktijd: 30 minuten

Ingrediënten:

- 350 gram duurzaam geproduceerde meervalfilets, vers of

ontdooid
- 2 eetlepels extra vergine olijfolie, verdeeld
- 2 romaine harten, in de lengte gehalveerd
- ½ kopje zeer fijngehakte pecannoten
- ¼ theelepel koosjer zout
- Versgemalen zwarte peper
- 1 citroen, in partjes gesneden
- 1 teentje knoflook, fijngehakt
- ½ kopje bloem voor alle doeleinden
- 1 groot ei
- 2 eetlepels water
- ¼ theelepel paprikapoeder

Methode:

1. Verwarm de oven voor op 425 °F.
2. Bekleed twee bakplaten met bakpapier en besprenkel ze elk met een halve eetlepel olie.
3. Leg de romaine helften met de snijkant naar boven op één vel en besprenkel met de resterende 1 eetlepel olie.
4. Bestrooi de romaine met de knoflook.
5. Zet het andere vel naast drie brede kommen.
6. Vul één kom met de bloem, klop het ei, het water en de paprika samen in de tweede kom en vul de laatste kom met de pecannoten.
7. Dep de vis droog met keukenpapier. Bestrooi met zout en peper. Haal elke filet door de bloem, vervolgens door het eimengsel en vervolgens door de pecannoten. Leg op de bakplaat. Druk eventuele ongebruikte pecannoten in de vis.
8. Zet beide bakplaten in de oven en rooster tot de vis gemakkelijk begint te schilferen, 8 tot 10 minuten. Tegen die tijd moet de romaine mooi bruin zijn. Als dit niet het geval is, haalt u de vis uit de oven en grilt u de romaine gedurende 2 tot 3 minuten, waarbij u goed in de gaten houdt.
9. Serveer met partjes citroen.

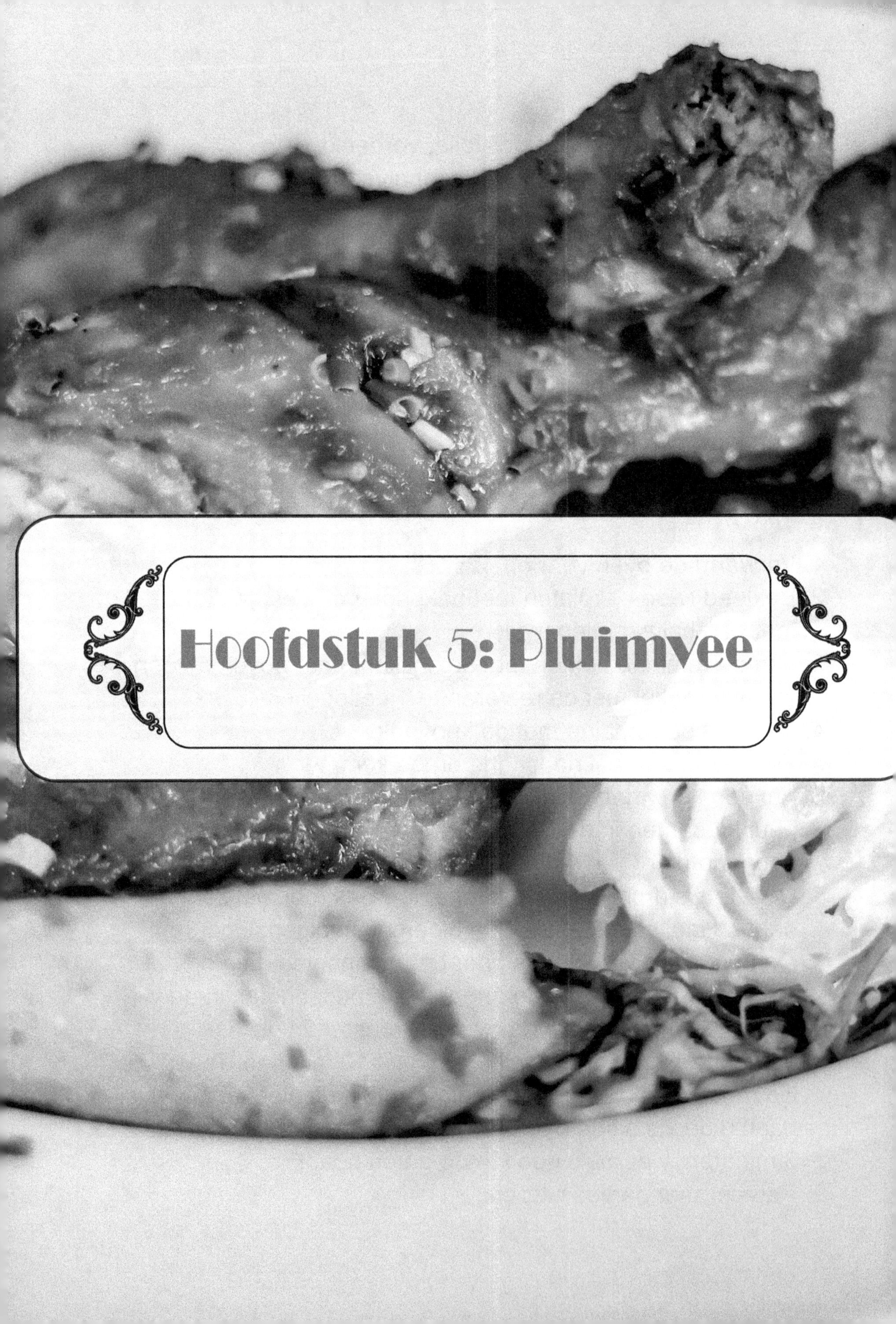

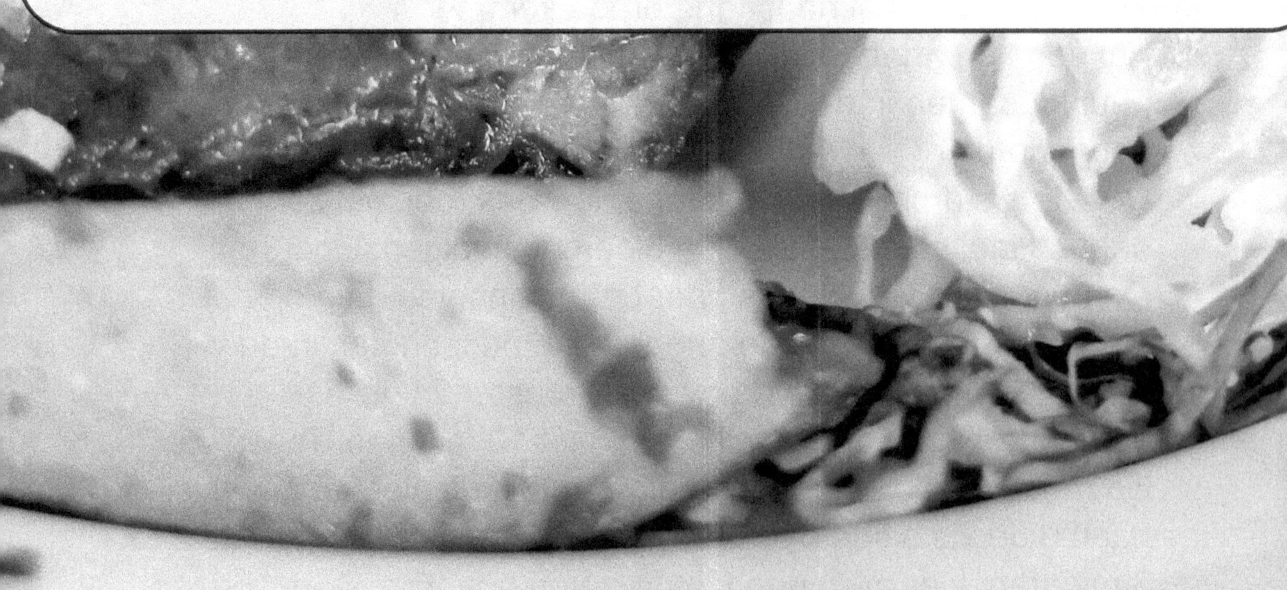

Hoofdstuk 5: Pluimvee

Haverrisotto met champignons, boerenkool en kip

Voorbereidingstijd: 30 minuten
Kooktijd: 30 minuten

Ingrediënten:

- 1 pond kippendijen zonder botten, zonder vel, in hapklare stukjes gesneden
- 1 (10-ounce) pakket bevroren gehakte boerenkool (ongeveer 4 kopjes)
- 4 kopjes natriumarme kippenbouillon
- 1¼ kopjes snelkokende, in staal gesneden haver
- 1 eetlepel extra vergine olijfolie
- 1 kleine ui, fijngehakt
- 1 pond gesneden champignons
- ½ kopje geraspte Parmezaanse kaas (optioneel)
- Versgemalen zwarte peper (optioneel)

Methode:

1. Breng de bouillon in een middelgrote pan aan de kook op middelhoog vuur.
2. Verwarm de olijfolie in een grote koekenpan met anti-aanbaklaag op middelhoog vuur.
3. Fruit de ui en champignons tot de ui glazig is, ongeveer 5 minuten.
4. Duw de groenten opzij en voeg de kip toe.
5. Laat het onaangeroerd zitten tot het bruin wordt, ongeveer 2 minuten.
6. Voeg de haver toe. Kook gedurende 1 minuut, onder voortdurend roeren.
7. Voeg ½ kopje hete bouillon toe en roer tot het volledig is opgenomen. Blijf roeren in de bouillon, ½ kopje per keer, totdat

het is opgenomen en de haver en kip ongeveer 10 minuten gaar zijn. Als je geen bouillon meer hebt, schakel dan over op heet water.

8. Roer de bevroren boerenkool erdoor en kook tot hij warm is.
9. Bestrooi met Parmezaanse kaas en zwarte peper, als je wilt.

In de pan geschroeide kip

Voorbereidingstijd: 10 minuten
Kooktijd: 20 minuten

Ingrediënten:

- 1 pond kipfilets zonder bot en zonder vel
- 2 eetlepels canola- of zonnebloemolie
- ¼ theelepel koosjer zout
- Versgemalen zwarte peper

Methode:

1. Dep de kip droog met keukenpapier.
2. Breng op smaak met zout en peper.
3. Verhit een grote, zware koekenpan op middelhoog vuur.
4. Voeg de canola- of zonnebloemolie toe. Als de olie heet is (een druppel water zou moeten sissen), voeg je de kip toe. Zorg ervoor dat er olie onder elk stuk zit. Bedek de pan.
5. Controleer na 5 minuten of de onderkant knapperig en goudbruin is en draai ze om. Als ze het gevoel hebben vast te zitten, geef ze dan nog een minuut of twee.
6. Dek af en kook de andere kant nog 5 minuten, zonder de kip te storen. Gebruik een vleesthermometer om er zeker van te zijn dat deze binnen 165 °F heeft bereikt. Het moet ondoorzichtig zijn met voornamelijk heldere sappen.
7. Leg de kip op een snijplank.
8. Laat het een paar minuten rusten voordat je het gaat snijden.

Artisjok en Courgette Kippendijen

Voorbereidingstijd: 20 minuten
Kooktijd: 20 minuten

Ingrediënten:

- 1 (12 ounce) pot met in vieren gesneden gemarineerde artisjokharten, uitgelekt
- 1 pond kippendijen zonder botten, zonder vel, in hapklare stukken gesneden
- 2 middelgrote courgettes, in hapklare stukjes gesneden
- 1 eetlepel vers geperst citroensap
- 1 kopje ongekookte quinoa
- 2 theelepels ongezouten boter
- stukken
- 1 teentje knoflook, fijngehakt (optioneel)
- ¼ kopje geraspte Parmezaanse kaas (optioneel)
- ¼ kopje gehakte verse bladpeterselie (optioneel)

Methode:

1. Kook de quinoa volgens de aanwijzingen op de verpakking.
2. Verhit ondertussen de boter in een grote koekenpan op middelhoog vuur. Als de boter heet is, voeg je de kip toe en kook tot hij bruin is, ongeveer 2 minuten aan elke kant.
3. Voeg de courgette en knoflook toe (indien gebruikt) en kook tot de kip en courgette 5 tot 10 minuten gaar zijn.
4. De kip moet ondoorzichtig zijn en de meeste heldere sappen bevatten.
5. Voeg de artisjokharten toe en kook net lang genoeg om ze op te warmen.
6. Haal van het vuur en besprenkel met citroensap, kaas en peterselie (indien gebruikt).
7. Serveer over de quinoa.

Chili Kip, Paprika's En Maïs

Voorbereidingstijd: 30 minuten
Kooktijd: 30 minuten

Ingrediënten:

- 300 gram kipfilets zonder bot, zonder vel, in hapklare stukjes gesneden
- ⅓ kopje natuurlijke pindakaas (glad of knapperig)
- 2 eetlepels canola- of zonnebloemolie, verdeeld
- 5 kopjes bevroren gesneden paprika en uien
- ¾ kopje ongekookte, voorgekookte bruine rijst
- 1½ kopje natriumarme kippenbouillon
- Sap van 1 limoen (ongeveer 2 eetlepels)
- 2 eetlepels chilipoeder
- 1 theelepel gedroogde dragon
- 1 kopje bevroren maïskorrels
- ½ kopje gehakte verse koriander
- ¼ theelepel koosjer zout (optioneel)
- Versgemalen zwarte peper (optioneel)

Methode:

1. Kook de rijst volgens de aanwijzingen op de verpakking.
2. Verhit ondertussen 1 eetlepel olie in een grote koekenpan op middelhoog vuur. Als het warm is, voeg je de paprika en uien toe.
3. Bestrooi met zout en peper (indien gebruikt).
4. Kook, onder regelmatig roeren, tot ze zacht worden, 3 tot 4 minuten. Breng over naar een bord.
5. Voeg de resterende 1 eetlepel olie en de kip toe aan de koekenpan.
6. Bak tot de kip gaar is, 5 tot 10 minuten. Het moet ondoorzichtig zijn met voornamelijk heldere sappen. Breng over naar het bord met de groenten.

7. Voeg de kippenbouillon, pindakaas, chilipoeder en dragon toe aan de pan en roer om te mengen. Wanneer de saus samenkomt, voeg je de maïs toe. Als het warm is, meng je de kip en de groenten er weer door.
8. Haal van het vuur en roer het limoensap en de koriander erdoor.
9. Serveer over de rijst.

Bijna Parmezaanse kip

Voorbereidingstijd: 20 minuten
Kooktijd: 50 minuten

Ingrediënten:

- 3 tot 4 middelgrote tomaten, in partjes gesneden
- 3 eetlepels extra vergine olijfolie, verdeeld
- Kipfiletkoteletten of tenders van 1 pond
- ½ kopje volkoren panko-broodkruimels
- ½ kopje geraspte Parmezaanse kaas, verdeeld
- ¼ theelepel versgemalen zwarte peper
- 2 eetlepels gemalen lijnzaad
- ½ theelepel paprikapoeder
- ½ theelepel knoflookpoeder
- ½ theelepel gemalen mosterd
- ¼ theelepel koosjer zout (optioneel)

Methode:

1. Verwarm de oven voor op 400 °F.
2. Verdeel de tomaten over een bakplaat met rand en besprenkel met 1 eetlepel olie.
3. Bestrooi met zout (indien gebruikt) en schuif ze in de oven, zodat ze een voorsprong kunnen krijgen bij het braden.
4. Bekleed ondertussen een tweede bakplaat met bakpapier.

5. Leg de stukken kip erop en wrijf ze in met 1 eetlepel olie.
6. Meng in een middelgrote kom de panko, ¼ kopje Parmezaanse kaas, lijnzaad, paprikapoeder, knoflookpoeder, gemalen mosterd en zwarte peper.
7. Verdeel over de kip. Sprenkel de resterende 1 eetlepel olie erover.
8. Bak tot de kip gaar is, ongeveer 20 minuten. Begin na 15 minuten met controleren, zodat je het niet te gaar maakt. Het moet ondoorzichtig zijn met voornamelijk heldere sappen. Als de kip klaar is, moeten de tomaten bruin beginnen te worden.
9. Serveer de kip met de tomaten en de resterende ¼ kopje Parmezaanse kaas.

Doordeweekse Coq Au Vin

Voorbereidingstijd: 25 minuten
Kooktijd: 30 minuten

Ingrediënten:

- 1 pond kippendijen zonder bot en zonder vel, gestampt tot een dikte van ½ inch
- 2 eetlepels Better Butter of 1 eetlepel ongezouten boter plus
- 3 grote wortels, geschild en diagonaal in dunne plakjes gesneden
- 1 kopje natriumarme kippenbouillon
- 1 eetlepel extra vergine olijfolie
- ¼ theelepel koosjer zout
- Versgemalen zwarte peper
- 8 ons gesneden champignons
- 1 gele ui, in plakjes gesneden
- 1 eetlepel tomatenpuree
- 1 kopje droge rode wijn
- 3 verse takjes tijm

Methode:

1. Smelt de Better Butter in een zware koekenpan op middelhoog

vuur.

2. Bestrooi de kip met zout en peper.
3. Wanneer de boter begint te schuimen, voeg je de kip toe en bak je hem 1 tot 2 minuten aan elke kant bruin. Breng over naar een bord.
4. Voeg de wortels, champignons en ui toe aan de koekenpan.
5. Fruit tot de ui zacht begint te worden, 3 tot 4 minuten, en voeg dan de wijn, bouillon, tomatenpuree en tijm toe.
6. Kook tot de groenten net knapperig zijn, 7 tot 8 minuten.
7. Doe de kip terug in de pan en laat sudderen tot hij gaar is, 5 tot 10 minuten. Het moet ondoorzichtig zijn met voornamelijk heldere sappen.
8. Verwijder de tijm en serveer.

Gebakken Mosterd-Limoen Kip

Voorbereidingstijd: 10 minuten, plus minimaal 15 minuten
Kooktijd: 20 minuten
Zuivelvrij, glutenvrij

Ingrediënten:

- 2 (100 ml) kipfilets zonder vel en zonder botten
- ¼ theelepel versgemalen zwarte peper
- ¼ kopje vers geperst limoensap
- ¼ kopje gehakte verse koriander
- 2 teentjes knoflook, fijngehakt
- 2 eetlepels Dijonmosterd
- ½ eetlepel olijfolie
- ½ eetlepel chilipoeder
- ⅛ theelepel zout

Methode:

1. Verwarm de oven voor op 350 °F.
2. Voeg het limoensap, koriander, knoflook, mosterd, olijfolie, chilipoeder, zout en peper toe aan een keukenmachine en

pulseer tot de ingrediënten goed gemengd zijn.

3. Plaats de kipfilets in een glazen ovenvaste ovenschaal van 7 bij 11 inch.
4. Giet de marinade over de kip, dek af en zet minimaal 15 minuten of maximaal 6 uur in de koelkast.
5. Bak, onafgedekt, gedurende 18 tot 20 minuten, of totdat een direct afleesbare thermometer 165 °F registreert.
6. Serveer onmiddellijk.

Pesto, asperges en kippasta

Voorbereidingstijd: 15 minuten
Kooktijd: 15 minuten

Ingrediënten:

- 300 gram kipfilets zonder bot, zonder vel, in hapklare stukjes gesneden
- 2 middelrijpe tomaten, in stukjes gesneden
- 1 eetlepel extra vergine olijfolie
- 250 gram ongekookte vlinderdaspasta
- 1 pond asperges
- ½ kopje walnotenpesto
- ¼ kopje geraspte Parmezaanse kaas (optioneel)

Methode:

1. Begin met het koken van de pasta en stel een timer in die 4 minuten korter is dan de al dente kooktijd die op de verpakking staat.
2. Verwijder de houtachtige uiteinden van de asperges en snijd de speren in stukjes van 2,5 cm. Wanneer de timer afgaat, schep je een half kopje kookwater eruit en doe je de asperges in de pastapot.
3. Breng het water weer aan de kook en stel de timer in op nog 4 minuten.
4. Verhit ondertussen de olie in een grote koekenpan op

middelhoog vuur.

5. Bak de kip tot hij gaar is, 5 tot 10 minuten. Het moet ondoorzichtig zijn met voornamelijk heldere sappen.
6. Roer de tomaten erdoor en haal de koekenpan van het vuur.
7. Giet de pasta en asperges af en doe ze terug in de pastapot.
8. Meng met de pesto en ¼ kopje van het gereserveerde kookwater.
9. Voeg de kip, tomaten en meer kookwater toe als het droog lijkt. Eventueel afwerken met de Parmezaanse kaas.

Pastasalade met Rucola en Kip

Voorbereidingstijd: 15 minuten
Kooktijd: 15 minuten

Ingrediënten:

- 1 pakje rucola, ontdaan van de grote stengels en indien nodig in hapklare stukjes gescheurd
- ½ kopje gesneden eenvoudige geroosterde paprika's of geroosterde rode paprika's uit een pot
- Schil en sap van 1 citroen (ongeveer 3 eetlepels sap)
- 8 ons ongekookte volkoren penne
- 2 kopjes gehakte gekookte kip
- 2 eetlepels extra vergine olijfolie
- ⅓ kopje geraspte Parmezaanse kaas
- Versgemalen zwarte peper (optioneel)

Methode:

1. Kook de pasta al dente volgens de aanwijzingen op de verpakking. Als het klaar is, giet je het af en spoel je het af met koud water.
2. Meng ondertussen de kip, rucola, geroosterde paprika, olie, citroenschil en sap in een grote slakom.

3. Voeg de pasta toe en roer voorzichtig door elkaar.

4. Bestrooi met de kaas en zwarte peper, als je wilt.

Zongedroogde tomaat-kalkoenburgers

Voorbereidingstijd: 30 minuten

Kooktijd: 30 minuten

Ingrediënten:

- ¼ kopje zongedroogde tomaten in olie, uitgelekt en gehakt
- 1 avocado, geschild, ontpit en in plakjes gesneden
- ¼ kopje fijngehakte rode ui
- ¼ kopje gehakte verse koriander
- 2 teentjes knoflook, fijngehakt
- 1 pond gemalen kalkoen
- ½ kopje gerolde haver
- 6 volkoren hamburgerbroodjes
- 6 blaadjes sla (optioneel)
- 6 plakjes tomaat (optioneel)

Methode:

1. Plaats een ovenrek ongeveer 7,5 cm van de grill en verwarm de grill voor.

2. Bekleed een omrande bakplaat met aluminiumfolie.

3. Meng de kalkoen in een grote kom met de haver, zongedroogde tomaten, ui, koriander en knoflook.

4. Vorm er 6 (½ inch dikke) pasteitjes van.

5. Leg de pasteitjes op de bakplaat en rooster ze 3 tot 4 minuten aan elke kant. Als je er zeker van wilt zijn dat ze gaar zijn, schuif dan een direct afleesbare thermometer in de zijkant van een burger. Het zou 165°F moeten zijn.

6. Terwijl de burgers aan het koken zijn, maak je een serveerschaal klaar met de broodjes, avocado, sla en tomaat (indien gebruikt).

7. Laat mensen hun hamburgers samenstellen.

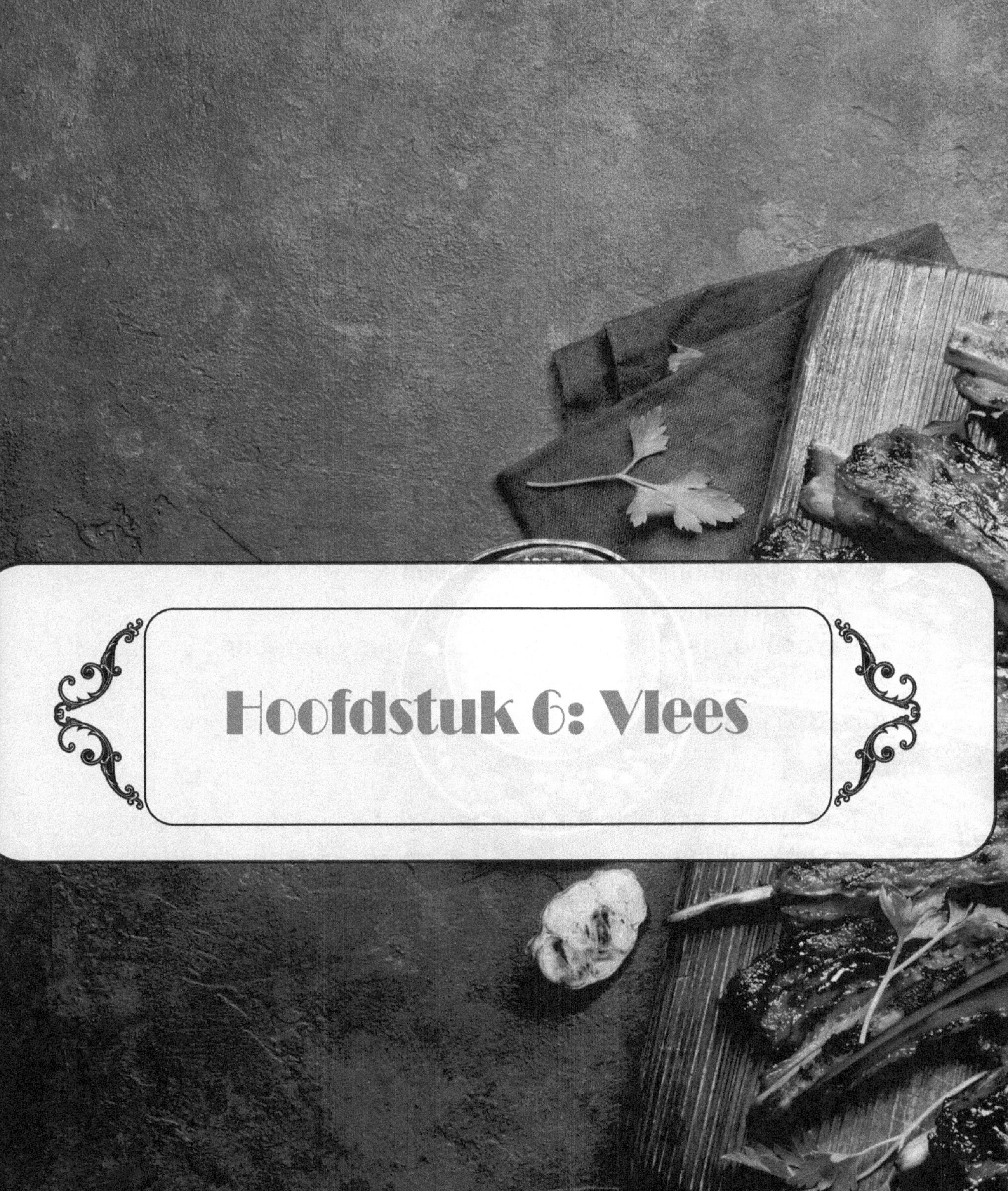

Hoofdstuk 6: Vlees

Zuidwestelijke steak koekepan

Voorbereidingstijd: 25 minuten
Kooktijd: 25 minuten

Ingrediënten:

- 1 eetlepel zoutvrije Zuidwest-kruidenmix of Mrs. Dash, plus meer indien nodig
- ½ kopje verse tomatensalsa of natriumarme salsa uit de winkel
- 300 gram entrecote, bijgesneden en in dunne plakjes gesneden
- 1 kop zwarte bonen zonder zout, afgespoeld en uitgelekt
- 1 groene paprika, zonder zaadjes en fijngehakt
- ⅔ kopje natriumarme kippenbouillon
- 1 eetlepel canola- of zonnebloemolie
- 1 avocado, geschild, ontpit en in blokjes gesneden
- ⅔ kopje ongekookte quinoa
- ½ rode ui, gehakt

Methode:

1. Kook de quinoa volgens de aanwijzingen op de verpakking.
2. Verhit ondertussen de olie in een zware koekenpan op middelhoog vuur. Als het warm is, kook je de plakjes biefstuk tot ze net gaar zijn, 3 tot 4 minuten.
3. Breng over naar een bord.
4. Fruit de ui en paprika in de pan tot ze zacht zijn, 4 tot 5 minuten.
5. Zet indien nodig het vuur middelmatig om te voorkomen dat ze verbranden.
6. Voeg de zwarte bonen, bouillon en zuidwestelijke kruiden toe.
7. Zet het vuur middelhoog, dek af en kook gedurende 5 minuten.
8. Roer de gekookte quinoa erdoor als deze klaar is.
9. Doe de biefstuk terug in de pan. Proef en voeg indien gewenst meer Southwest Seasoning toe. Garneer met avocado en salsa.

Varkenskarbonades met tomaten- en venkelsaus

Voorbereidingstijd: 10 minuten
Kooktijd: 20 minuten
Zuivelvrij, glutenvrij, snel en gemakkelijk

Ingrediënten:

- 4 (2 ounce) botloze, in het midden gesneden karbonades (ongeveer ¼ inch dik)
- 1 (14 ounce) blikje tomatenblokjes, met sap
- 1 venkelknol, in dunne plakjes gesneden (2 tot 3 kopjes)
- 1 teentje knoflook, gepeld en in de lengte gehalveerd
- 2 middelgrote sjalotten, in dunne plakjes gesneden
- Versgemalen zwarte peper
- ¼ kopje gehakte verse peterselie
- 2 theelepels olijfolie
- 3 teentjes knoflook, fijngehakt
- ¾ theelepel gedroogde oregano
- ½ theelepel gedroogde rozemarijn
- ¼ theelepel gedroogde tijm
- Zout

Methode:

1. Voeg in een grote koekenpan met anti-aanbaklaag op middelhoog vuur de olijfolie, venkel en sjalotjes toe en bak 4 tot 5 minuten.
2. Voeg de knoflook toe en kook nog een minuut.
3. Voeg de tomaten, oregano, rozemarijn en tijm toe en breng op smaak met zout en peper. Laat 8 tot 10 minuten sudderen.
4. Neem ongeveer 5 minuten na het koken het teentje knoflook en wrijf beide kanten van de karbonades.
5. Breng de karbonades op smaak met zout en peper.

6. Kook de karbonades in de koekenpan gedurende 3 tot 4
   minuten per kant tot een direct afleesbare thermometer 145°F
   registreert. Laat ze 1 minuut rusten.
7. Verdeel het tomaten-venkelmengsel over twee serveerborden
   en beleg elk met 2 karbonades.
8. Garneer met de verse peterselie en geniet meteen.

Gesneden varkenslende voor sandwiches

Voorbereidingstijd: 10 minuten
Kooktijd: 30 minuten

Ingrediënten:

- ¼ theelepel versgemalen zwarte peper
- 1 (1 pond) gebraden varkenshaas zonder been
- 1 eetlepel canola- of zonnebloemolie
- 1 theelepel uienpoeder
- ½ theelepel knoflookpoeder
- ½ theelepel gedroogde tijm
- ¼ theelepel koosjer zout

Methode:

1. Verwarm de oven voor op 425 °F.
2. Meng het uienpoeder, knoflookpoeder, tijm, zout en peper in
   een kleine kom.
3. Snijd de varkenshaas van eventueel zilvervlies af en dep hem
   droog. Wrijf het geheel in met de kruiden.
4. Verhit de olie in een grote, ovenbestendige koekenpan op
   middelhoog vuur. (Als je geen ovenbestendige koekenpan
   hebt, gebruik dan een gewone koekenpan en plaats een
   met aluminiumfolie beklede braadpan in de oven om op
   te warmen.) Als de koekenpan erg heet is, schroei je het

varkensvlees 2 minuten aan elke kant dicht. .
5. Zet de koekenpan in de oven (of doe de biefstuk in de braadpan).
6. Kook tot de interne temperatuur 145°F bereikt, ongeveer 15 minuten.
7. Laat minimaal 5 minuten licht afgedekt staan met folie voordat u het in stukken snijdt.

Chipotle Chili

Voorbereidingstijd: 20 minuten
Kooktijd: 30 minuten

Ingrediënten:

- 1 eetlepel zoutvrije Zuidwest-kruidenmix of Mrs. Dash, plus meer indien nodig
- 2 (15 ounces) blikjes bonen zonder zout naar keuze, gespoeld en uitgelekt
- 1 blik (28 ounce) hele tomaten zonder zout
- 2 middelgrote courgettes, in hapklare stukjes gesneden
- 1 pond extra mager (7% vet) rundergehakt
- 2 rode paprika's, zonder zaadjes en fijngehakt
- 1 eetlepel canola- of zonnebloemolie
- 2 eetlepels chilipoeder
- 2 uien, gehakt
- ½ theelepel zout, verdeeld
- 1 blikje tomatenpuree (5,5 ounce).
- 1 eetlepel pure ahornsiroop

Methode:

1. Verhit de olie in een grote pan.
2. Voeg het rundvlees en de uien toe en kook op middelhoog vuur, al roerend, gelijkmatig bruin, gedurende 7 tot 10 minuten.

3. Voeg het chilipoeder, de Zuidwest-kruiden en ¼ theelepel zout toe en roer gedurende 1 minuut.
4. Voeg de tomaten toe met hun sap, tomatenpuree, bonen, paprika, courgette en ahornsiroop.
5. Zet het vuur hoger om het aan de kook te brengen, zet het vervolgens op middellaag en laat het 10 minuten sudderen.
6. Proef en voeg indien gewenst nog een ¼ theelepel zout of meer Southwest Seasoning toe.

Gegrilde Tip Entrecote Met Mango Salsa

Voorbereidingstijd: 5 minuten
Kooktijd: 15 minuten
Zuivelvrij, glutenvrij, snel en gemakkelijk

Ingrediënten:

- ½ theelepel versgemalen zwarte peper, plus meer voor kruiden
- ⅛ theelepel zout, plus meer voor kruiden
- 1 eetlepel vers geperst limoensap
- 1 mango, gehalveerd, geschild en zonder zaadjes
- ½ theelepel appelciderazijn
- ¼ kopje gehakte verse koriander
- Anti-aanbak olijfolie kookspray
- 1 rode paprika, in plakjes gesneden
- ½ witte ui, in plakjes gesneden
- 2 (100 gram) entrecote
- 1 tomaat, gehalveerd

Methode:

1. Bereid een grill voor op koken met directe hitte op hete houtskool (hoge hitte voor gas).
2. Dep de steaks droog en breng ze op smaak met zout en peper.

3. Smeer het grillrooster in met olie en plaats de biefstuk, paprika, mango, ui en tomaat op de grill.
4. Grill de groenten en mango gedurende 2 tot 3 minuten.
5. Leg het op een snijplank en dobbelstenen. Doe het in een kleine kom.
6. Draai de steaks af en toe en grill gedurende 6 tot 8 minuten voor medium (140°F) of 8 tot 10 minuten voor medium-well (150°F). Leg de steaks op twee serveerschalen om te rusten.
7. Roer ondertussen het limoensap, de azijn en de koriander door het gegrilde mangomengsel.
8. Breng de salsa op smaak met ⅛ theelepel zout en ½ theelepel peper en serveer over de steaks.

Champignon Bolognese

Voorbereidingstijd: 20 minuten
Kooktijd: 30 minuten

Ingrediënten:

- 1 (28 ounce) blik hele tomaten zonder zout
- ½ kopje ongekookte gespleten rode linzen, gespoeld
- 1 pond extra mager (7% vet) rundergehakt
- ½ theelepel zout, verdeeld (optioneel)
- Versgemalen zwarte peper
- 1 ui, gehakt
- 3 teentjes knoflook, fijngehakt
- 1 pond gesneden champignons
- ⅔ kopje water
- 2 eetlepels tomatenpuree
- 1 eetlepel gedroogde oregano

Methode:

1. Verhit een grote koekenpan op middelhoog vuur. Voeg als de

pan heet is het rundvlees toe en bestrooi met ¼ theelepel zout (indien gebruikt) en de peper. Roer het vlees niet totdat het aan de onderkant bruin is, 2 tot 3 minuten.

2. Voeg de ui en knoflook toe en roer af en toe tot het vlees niet meer roze is, 5 tot 7 minuten.
3. Zet het vuur hoger en voeg de linzen, tomaten met hun sap, champignons, water, tomatenpuree en oregano toe. Als het kookt, zet je het vuur middelhoog en laat je het geheel, af en toe roerend, sudderen tot de linzen zacht zijn, ongeveer 15 minuten.
4. Proef en voeg indien gewenst een extra ¼ theelepel zout en peper toe.

Chili-Lime Varkenshaasje

Voorbereidingstijd: 5 minuten, plus 1 uur marineren
Kooktijd: 30 minuten
Zuivel vrij

Ingrediënten:

- 2 eetlepels vers geperst limoensap
- 2 eetlepels gehakte verse koriander
- ½ avocado, geschild, ontpit en in plakjes gesneden
- 1 theelepel natriumarme sojasaus
- 2 teentjes knoflook, fijngehakt
- 1 theelepel chilipoeder
- ½ theelepel suiker
- 8 ons varkenshaasje
- ½ eetlepel olijfolie

Methode:

1. Meng in een kleine kom het chilipoeder, limoensap, koriander, sojasaus, knoflook en suiker.

2. Wrijf het mengsel met je vingers grondig over alle kanten van de ossenhaas. Doe de ossenhaas in een schaal en zet hem 1 uur in de koelkast.
3. Verwarm de oven voor op 400 °F.
4. Als het varkensvlees gemarineerd is, verwarm je de olijfolie in een grote ovenvaste koekenpan.
5. Voeg het varkensvlees toe en schroei het aan alle kanten dicht, draai het met een tang, in totaal ongeveer 2 minuten.
6. Zet de koekenpan in de oven en bak gedurende 20 tot 25 minuten, afhankelijk van de dikte van de ossenhaas, of totdat een direct afleesbare thermometer 145°F aangeeft.
7. Bestrijk na ongeveer 10 minuten koken met eventueel opgehoopt vocht en voeg indien nodig 2 eetlepels water toe om aanbranden te voorkomen.
8. Leg de ossenhaas op een snijplank, dek losjes af met folie en laat 5 minuten rusten.
9. Snij diagonaal in stukjes van ½ inch dik en serveer met de avocadoplakken.

Gesmoorde varkenskarbonades met rozemarijn en tijm

Voorbereidingstijd: 5 minuten
Kooktijd: 15 minuten

Ingrediënten:

- 4 (2 ounce) varkenskarbonades zonder bot, in het midden gesneden (ongeveer ¼ inch dik)
- ½ kopje natriumarme of ongezouten runderbouillon, verdeeld
- 2 eetlepels magere melk of plantaardige melk
- 1 eetlepel gehakte verse peterselie, voor garnering
- ⅛ theelepel versgemalen zwarte peper

- ½ kopje gesneden champignons
- Olijfolie anti-aanbakspray
- 2 theelepels havermeel
- 2 theelepels Dijonmosterd
- ⅛ theelepel zout
- ¼ theelepel paprikapoeder
- ½ theelepel gedroogde tijm
- ½ theelepel gedroogde rozemarijn
- 2 teentjes knoflook, fijngehakt
- ½ kopje gehakte ui
- ¼ kopje water
- ¼ kopje witte kookwijn

Methode:

1. Klop in een kleine kom ¼ kopje bouillon, de melk, de bloem, de mosterd, het zout en de peper door elkaar en zet dit opzij.
2. Bestrooi één kant van elke karbonade met de paprika, tijm en rozemarijn.
3. Verhit een grote koekenpan met anti-aanbaklaag op middelhoog vuur.
4. Smeer de koekenpan in met kookspray.
5. Voeg de karbonades toe aan de koekenpan en bak ongeveer 2 minuten aan elke kant, of tot een direct afleesbare thermometer 145 °F aangeeft. Haal de karbonades uit de koekenpan.
6. Zet het vuur middelhoog, voeg de knoflook, champignons en ui toe en bak ongeveer 4 minuten, of tot ze licht goudbruin zijn.
7. Voeg de resterende ¼ kopje bouillon, het water en de wijn toe.
8. Breng aan de kook en kook ongeveer 2 minuten. Klop het gereserveerde melkmengsel erdoor. Voeg het varkensvlees toe, draai het om en kook ongeveer 1 minuut.
9. Breng over naar twee serveerborden, bestrooi met de peterselie en serveer warm.

Varkenskarbonades met champignonjus

Voorbereidingstijd: 15 minuten
Kooktijd: 15 minuten

Ingrediënten:

- 1 pakje babyspinazie of 2 bosjes spinazie, in hapklare stukjes gescheurd
- 1 recept Champignon-tijmjus
- 1 eetlepel canola- of zonnebloemolie
- 4 varkenshaasjes met been
- ¼ theelepel koosjer zout
- Versgemalen zwarte peper

Methode:

1. Breng de jus in een kleine pan op laag vuur aan de kook.
2. Verhit de olie in een grote, zware koekenpan op middelhoog vuur.
3. Dep de karbonades droog en breng ze aan beide kanten op smaak met zout en peper. Als de olie heet is, voeg je de karbonades toe en bak je ze zonder elkaar aan te raken gedurende 3 tot 4 minuten aan elke kant, totdat het varkensvlees een interne temperatuur van 145 °F heeft bereikt.
4. Het vlees moet bleek en wit zijn met voornamelijk heldere sappen. Leg de karbonades op een bord en dek ze af met aluminiumfolie.
5. Zet het vuur lager en doe de spinazie en een scheutje water in de pan.
6. Kook 1 tot 2 minuten, tot de spinazie geslonken is.
7. Serveer het varkensvlees op een bedje van spinazie, overgoten met de jus.

Fiëstasalade met rundvlees en maïs

Voorbereidingstijd: 25 minuten
Kooktijd: 25 minuten

Ingrediënten:

- 1 (15 ounce) blik bruine bonen zonder zout, afgespoeld en uitgelekt
- 1 blikje tomatenblokjes zonder zout
- 8 ons extra mager (7% vet) rundergehakt
- 1 avocado, geschild, ontpit en in plakjes gesneden
- ½ kopje geraspte Cheddar-kaas
- 2 middelgrote tomaten, gehakt
- 4 kopjes gescheurde Romeinse sla
- 2 kopjes bevroren maïskorrels
- 1 kleine ui, gehakt
- 1 theelepel gemalen komijn
- ¼ theelepel koosjer zout
- 1 theelepel chilipoeder
- Versgemalen zwarte peper (optioneel)

Methode:

1. Doe de maïs in een grote slakom en laat hem ontdooien.
2. Zet ondertussen een grote sauteerpan op middelhoog vuur. Als het warm is, voeg je het rundvlees toe.
3. Breng indien gewenst op smaak met zout en peper.
4. Raak de bodem 2-3 minuten niet aan, totdat de bodem mooi bruin is.
5. Voeg de ui toe en blijf het vlees bruin bakken, al roerend om het aan alle kanten te koken. Als het niet meer roze is, voeg je de bonen, de tomaten uit blik met hun sap, chilipoeder en komijn toe. Laat 5 minuten sudderen.
6. Voeg de sla en verse tomaten toe aan de slakom en meng.
7. Voeg de avocadoplakken toe aan één kant van de salade.
8. Voeg het rundvleesmengsel aan de andere kant toe.
9. Bestrooi met de kaas.

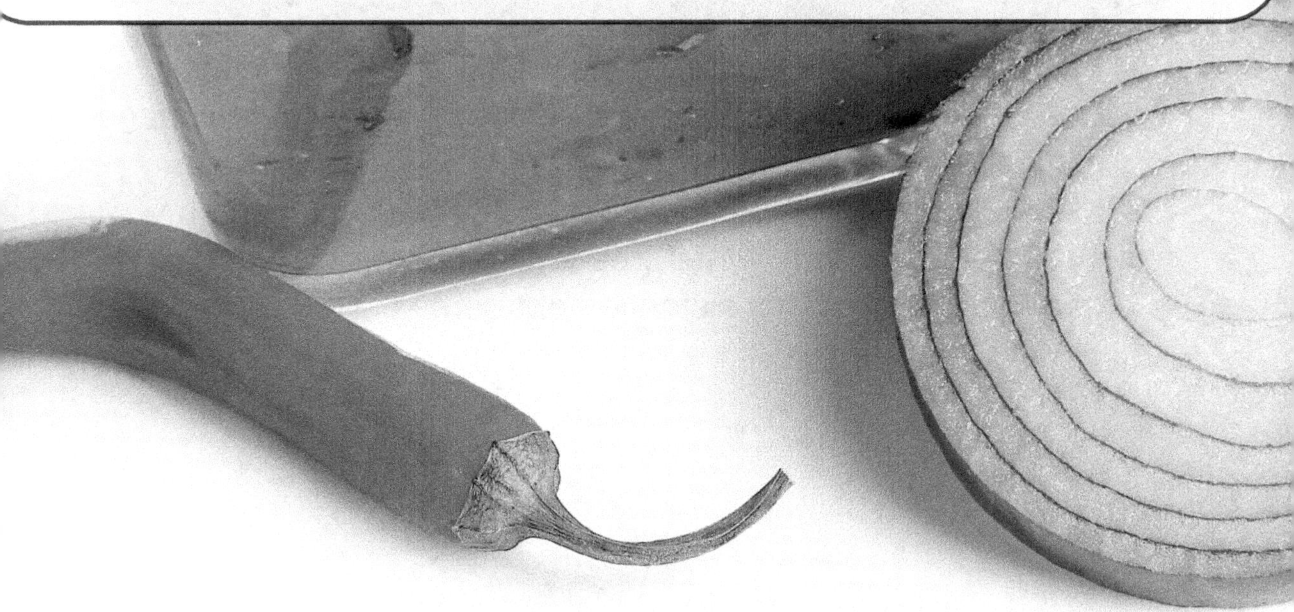

Hoofdstuk 7: Nietjes

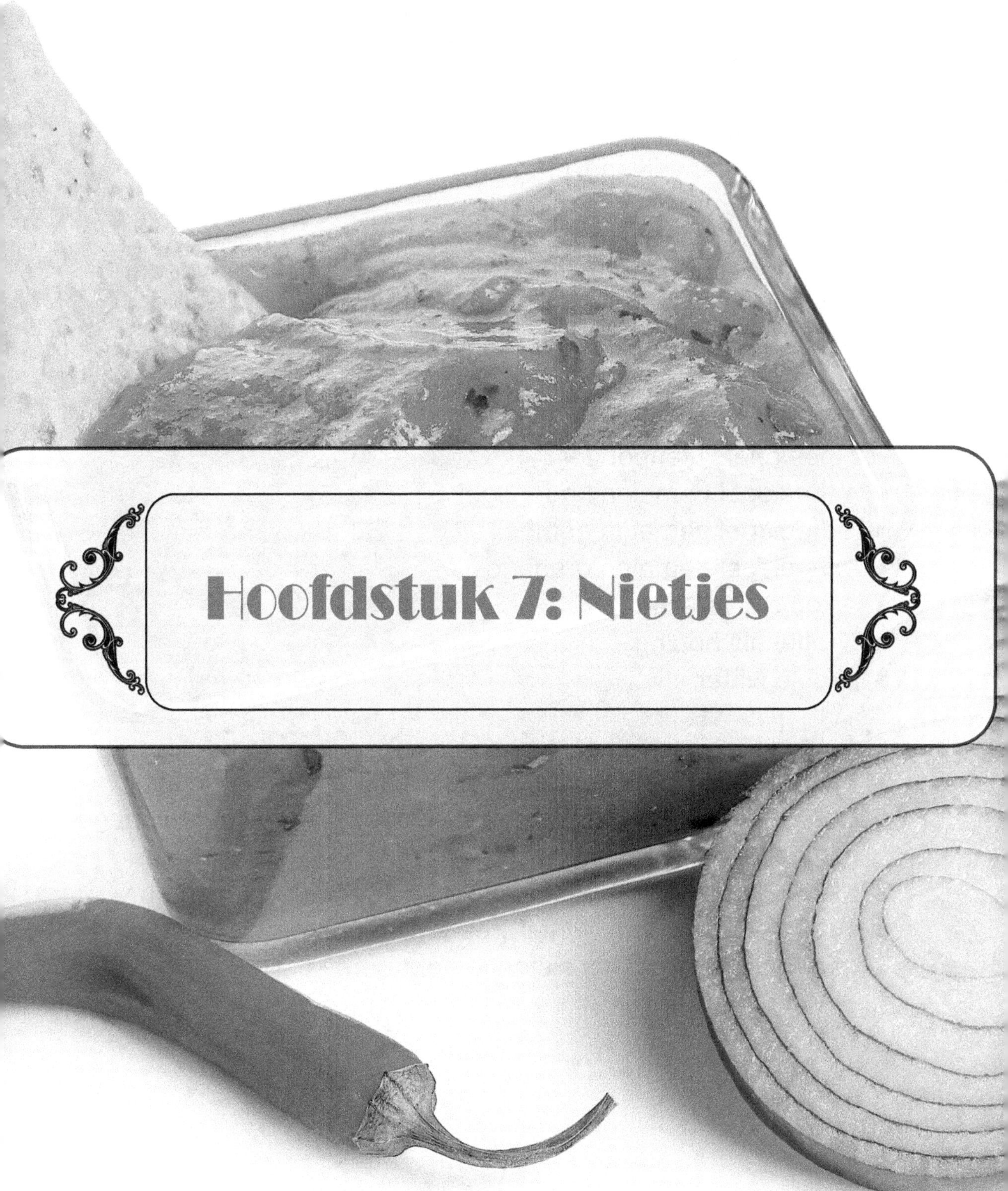

Zelfgemaakte Ketchup

Voorbereidingstijd: 5 minuten
Kooktijd: 5 minuten
Zuivelvrij, glutenvrij, snel en gemakkelijk

Ingrediënten:

- 1 (6-ounce) blikje tomatenpuree, zonder zout toegevoegd
- ½ theelepel versgemalen zwarte peper
- ½ theelepel gerookte paprika
- 1 theelepel vloeibare rook
- 2 theelepels knoflookpoeder
- 2 theelepels uienpoeder
- ½ theelepel gemalen kruidnagel
- ½ theelepel gemalen gember
- ½ theelepel gemalen oregano
- ½ kopje ciderazijn
- 2 eetlepels honing
- 1 kopje water

Methode:

1. Meng in een kleine kom de tomatenpuree, azijn, honing, vloeibare rook, knoflookpoeder, uienpoeder, peper, kruidnagel, gember, oregano en paprika.
2. Klop ½ kopje water erdoor tot het volledig is opgenomen.
3. Voeg het resterende water 1 eetlepel per keer toe totdat je de gewenste ketchup-consistentie hebt bereikt.

Citroen-Tahinidressing

Voorbereidingstijd: 5 minuten
Kooktijd: 5 minuten

Ingrediënten:

- 2 eetlepels vers geperst citroensap
- 1 eetlepel natriumarme tamari
- 2 eetlepels edelgist
- ⅓ kopje extra vergine olijfolie
- 1 klein teentje knoflook, fijngehakt
- 2 eetlepels water
- 1 eetlepel tahini

Methode:

1. Meng de olijfolie, edelgist, citroensap, water, tamari, tahini en knoflook in een mini-keukenmachine, of klop de ingrediënten met de hand in een grote kom.
2. Bewaar in een luchtdichte verpakking in de koelkast gedurende maximaal 1 week.

Betere boter

Voorbereidingstijd: 5 minuten
Kooktijd: 5 minuten

Ingrediënten:

- 1 kop ongezouten boter, verzacht tot kamertemperatuur
- 1¼ kopje canola- of zonnebloemolie

Methode:

1. Meng de boter en olie in de keukenmachine tot het mengsel perfect glad is. Het kan 2 tot 3 minuten duren.

2. Giet het mengsel in een bewaarbakje met deksel.
3. Bewaar in de koelkast.

Vinaigrette van rode wijn

Voorbereidingstijd: 5 minuten
Kooktijd: 5 minuten

Ingrediënten:

- ¼ theelepel versgemalen zwarte peper
- 3 eetlepels rode wijnazijn
- 2 eetlepels Dijonmosterd
- ½ kopje extra vergine olijfolie
- 2 theelepels honing
- 1 kleine sjalot, fijngehakt (optioneel)
- ¼ theelepel zout (optioneel)

Methode:

1. Combineer de olijfolie, azijn, mosterd, honing, sjalot en zout (indien gebruikt) en peper in een mini-keukenmachine, of klop de ingrediënten met de hand in een grote kom.
2. Bewaar in een luchtdichte verpakking in de koelkast gedurende maximaal 1 week.

Tomaat-Balsamico Vinaigrette

Voorbereidingstijd: 5 minuten
Kooktijd: 5 minuten

Ingrediënten:

- 1 middelrijpe tomaat, zonder zaadjes en in blokjes gesneden
- ¼ theelepel versgemalen zwarte peper

- 2 eetlepels balsamicoazijn
- ¼ kopje extra vergine olijfolie
- ½ sjalot, fijngehakt
- ⅛ theelepel zout

Methode:

1. Meng de tomaat, sjalot en olijfolie voorzichtig. azijn, peper en zout in een grote kom.
2. Bewaar in een luchtdichte verpakking in de koelkast gedurende maximaal 1 week.

Zoutvrije kruidenmix uit het zuidwesten

Voorbereidingstijd: 5 minuten
Kooktijd: 5 minuten

Ingrediënten:

- 2 eetlepels chilipoeder
- 2 theelepels knoflookpoeder
- 2 theelepels uienpoeder
- 1 theelepel chipotlepoeder
- 1 theelepel gedroogde oregano
- 1 theelepel gedroogde tijm

Methode:

1. Meng het chilipoeder, knoflookpoeder, uienpoeder, chipotlepoeder, oregano en tijm in een kleine kom.
2. Bewaar in een luchtdichte verpakking.

Avocado-salsa

Voorbereidingstijd: 5 minuten
Zuivelvrij, glutenvrij, veganistisch, snel en gemakkelijk

Ingrediënten:

- ⅛ theelepel versgemalen zwarte peper
- 3 avocado's, geschild, ontpit en in blokjes
- 4 eetlepels gehakte verse koriander
- 5 Roma-tomaatjes, gehakt
- ½ kopje gehakte rode ui
- 2 teentjes knoflook, fijngehakt
- Sap van ½ limoen
- ¼ theelepel zout
- Scheutje srirachasaus

Methode:

1. Meng de tomaten, avocado's, rode ui, koriander en knoflook in een middelgrote mengkom.
2. Voeg het limoensap, zout, peper en sriracha toe en meng goed.
3. Serveer onmiddellijk.

Spaghetti saus

Voorbereidingstijd: 5 minuten
Kooktijd: 35 minuten
Zuivelvrij, glutenvrij, veganistisch

Ingrediënten:

- 1 (15 ounce) blikje tomatensaus, zonder zout toegevoegd
- Olijfolie anti-aanbakspray
- ½ kopje tomatenpuree, zonder zout toegevoegd

- ½ theelepel rode pepervlokken
- Versgemalen zwarte peper
- 2 eetlepels gedroogde basilicum
- 2 theelepels gedroogde oregano
- ¼ kopje gehakte ui
- 3 teentjes knoflook, fijngehakt
- ⅛ theelepel zout
- 1½ kopje water
- ½ theelepel ongezoete cacao (optioneel)

Methode:

1. Spuit een grote koekenpan in met kookspray en verwarm op middelhoog vuur.
2. Voeg de ui en knoflook toe aan de koekenpan en bak 4 tot 5 minuten, of tot ze geurig en doorschijnend zijn.
3. Voeg de tomatensaus, tomatenpuree en water toe en roer om te combineren.
4. Voeg de cacao (indien gebruikt), basilicum, oregano, rode pepervlokken, zout en een paar gemalen peper toe en laat 20 tot 30 minuten op laag vuur sudderen.
5. Serveer met pasta, granen of groenten.

Chimichurri

Voorbereidingstijd: 10 minuten
Kooktijd: 10 minuten

Ingrediënten:

- ¼ kopje extra vergine olijfolie
- 2 eetlepels rode wijnazijn
- ¼ kopje verse bladpeterselie
- ¼ kopje verse koriander
- 1 theelepel gedroogde oregano

- 2 sjalotjes, gepeld
- 2 teentjes knoflook, gepeld
- ¼ theelepel koosjer zout
- Versgemalen zwarte peper

Methode:

1. Combineer de olijfolie, azijn, sjalotjes, knoflook, peterselie, koriander, oregano, zout en peper in een keukenmachine of minihakmolen.
2. Pulseer tot de kruiden fijngehakt maar niet gepureerd zijn. Als je geen keukenmachine hebt, hak dan de sjalotten, kruiden en knoflook fijn en meng ze met de andere ingrediënten in een middelgrote kom.
3. Bewaar in een luchtdichte verpakking in de koelkast gedurende maximaal 1 week.

Met fruit doordrenkt bruisend water

Voorbereidingstijd: 5 minuten
Kooktijd: 5 minuten

Ingrediënten:

- 1 (32-ounce/1 liter) fles natriumcarbonaat of bruisend frisdrank
- 3 sinaasappelpartjes, gehalveerd
- 5 frambozen, gehalveerd
- Water

Methode:

1. Combineer de frisdrank en het fruit in een kruik.
2. Drink meteen of bereid je van tevoren voor voor een intensere smaak.

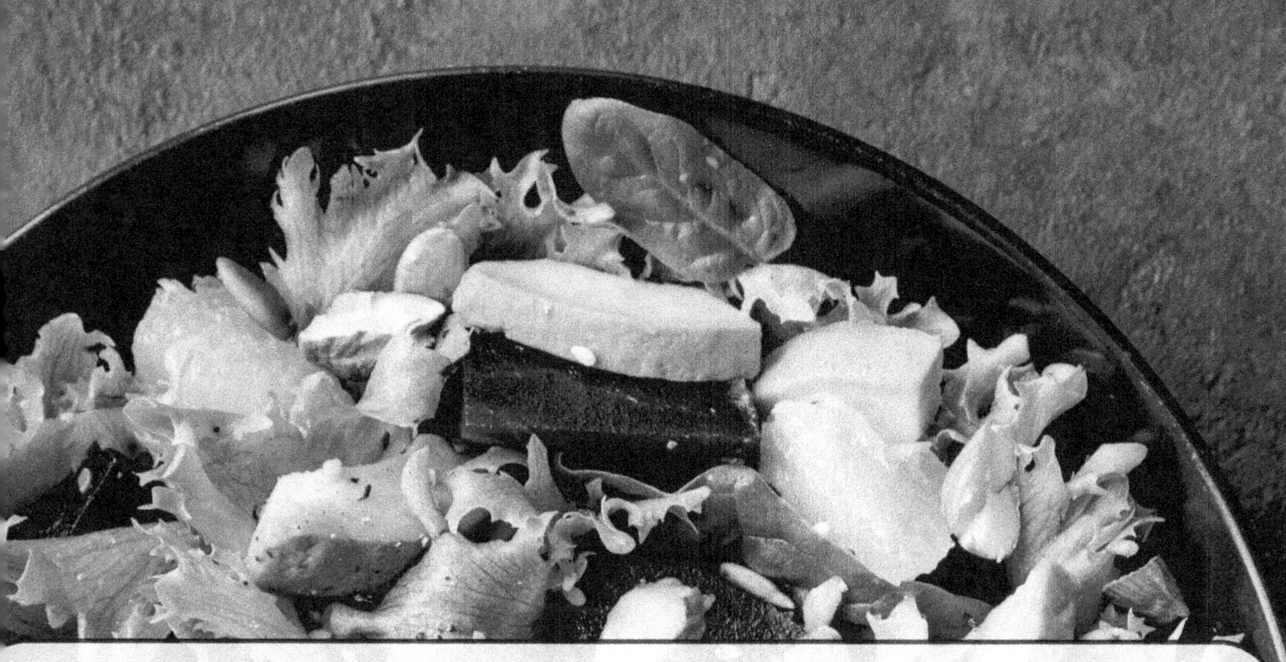

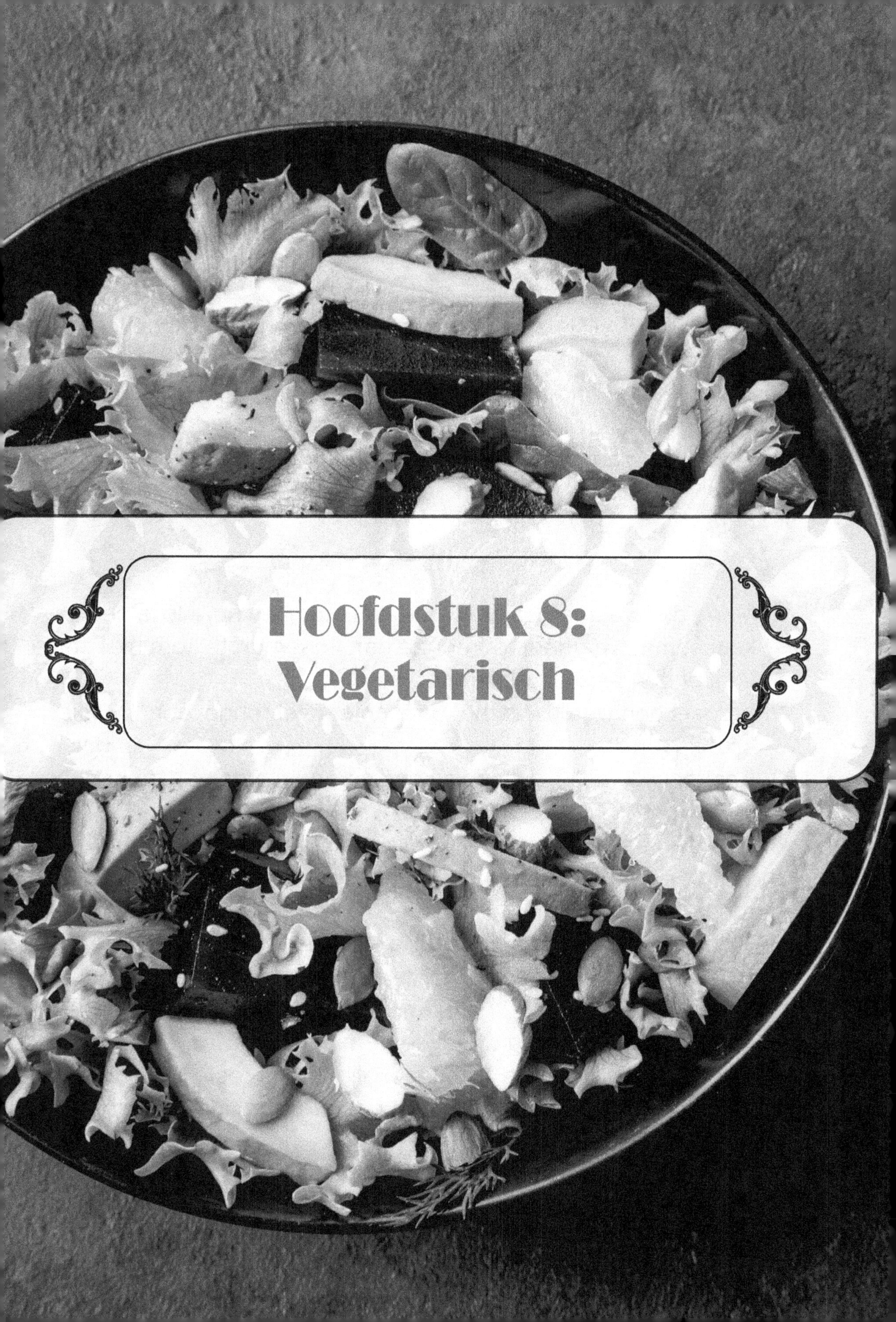

Hoofdstuk 8: Vegetarisch

Quesadilla's van zwarte bonen

Voorbereidingstijd: 25 minuten
Kooktijd: 25min

Ingrediënten:

- 1 (15 ounce) blikje zwarte bonen zonder zout, afgespoeld en uitgelekt
- ¼ kopje verse tomatensalsa of natriumarme salsa uit de winkel
- 1 rode paprika, zonder zaadjes en fijngehakt, verdeeld
- 2 eetlepels canola- of zonnebloemolie, verdeeld
- ¾ kopje geraspte Cheddarkaas, verdeeld
- 4 grote volkoren tortilla's

Methode:

1. Meng de bonen en salsa in een keukenmachine. Als je geen keukenmachine hebt, pureer ze dan in een grote kom met een vork of een aardappelstamper.
2. Verdeel een vierde van het bonenmengsel (ongeveer ½ kopje) op elke tortilla.
3. Bestrooi elk met 3 eetlepels kaas en een vierde van de paprika (ongeveer ¼ kopje). Vouw dubbel.
4. Verwarm een grote, zware koekenpan op middelhoog vuur.
5. Voeg 1 eetlepel olie toe aan de koekenpan en verdeel het rondom.
6. Plaats de eerste twee quesadilla's in de koekenpan.
7. Dek af en kook tot de quesadilla's knapperig zijn aan de onderkant, ongeveer 2 minuten. Draai om en bak tot de andere kant knapperig is, nog ongeveer 2 minuten.
8. Gebruik de resterende 1 eetlepel olie om de resterende twee quesadilla's te koken, en houd de eerste twee indien nodig warm in de oven.

Pizzatoast met gekiemde granen

Voorbereidingstijd: 22 minuten
Kooktijd: 30 minuten

Ingrediënten:

- ¼ kopje verse basilicumblaadjes, gestapeld, opgerold en in dunne plakjes gesneden, verdeeld
- ½ kopje kerstomaatjes, in dunne plakjes gesneden, verdeeld
- 1 eetlepel canola- of zonnebloemolie
- 4 sneetjes gekiemd graanbrood
- 2 eetlepels extra vergine olijfolie
- ½ theelepel roerde knoflookpasta
- ½ kopje geraspte mozzarellakaas

Methode:

1. Verwarm de oven voor op 400 °F.
2. Bestrijk een dunne laag koolzaad- of zonnebloemolie op een bakplaat.
3. Verdeel het brood op het vel. Rooster het brood 2½ minuut in de oven, draai het brood om en rooster nog 2½ minuut.
4. Meng ondertussen de olijfolie en knoflookpasta in een kleine kom.
5. Haal de toast uit de oven en bestrijk elk sneetje met wat knoflookolie.
6. Voeg aan elk plakje wat mozzarella toe.
7. Beleg elk gerecht met de helft van de kerstomaatjes en basilicum.
8. Rooster nog 5 minuten, tot de kaas gesmolten is en de korst net bruin begint te worden.

Pantrybonen en rijst

Voorbereidingstijd: 25 minuten
Kooktijd: 25min

Ingrediënten:

- 1 (15 ounce) blik pintobonen zonder zout, gespoeld en uitgelekt
- 1 blikje tomatenblokjes zonder zout
- ¾ kopje ongekookte, voorgekookte bruine rijst
- 1 eetlepel vers geperst limoensap
- ⅔ kopje geraspte oude Cheddar-kaas
- 1 kopje verse of bevroren gehakte ui
- 2 theelepels extra vergine olijfolie
- 1 kopje bevroren broccoliroosjes
- ⅔ kopje pittige salsa
- ½ theelepel rode pepervlokken (optioneel)

Methode:

1. Kook de rijst volgens de aanwijzingen op de verpakking.
2. Verhit de olie in een grote koekenpan op middelhoog vuur.
3. Voeg de ui toe en kook tot hij zacht is, 4 tot 5 minuten. Voeg vervolgens de bonen, tomaten met hun sap en salsa toe. Aan de kook brengen.
4. Voeg de broccoli toe en als de vloeistof weer kookt, zet je het vuur laag en laat je het geheel 2 tot 3 minuten sudderen.
5. Haal de pan van het vuur als de broccoli knapperig gaar maar nog heldergroen is.
6. Voeg de rijst toe als deze klaar is met koken.
7. Roer het limoensap erdoor en bestrooi met de geraspte Cheddar en rode pepervlokken (indien gebruikt).

Kikkererwten, tomaten en snijbiet

Voorbereidingstijd: 20 minuten
Kooktijd: 20 minuten

Ingrediënten:

- 1 blikje tomatenblokjes, op smaak gebracht met basilicum en knoflook
- 1 (15 ounce) blik kikkererwten zonder zout, gespoeld en uitgelekt
- Schil en sap van 1 citroen (ongeveer 3 eetlepels sap)
- 2 eetlepels extra vergine olijfolie
- ½ theelepel rode pepervlokken
- ½ kopje gehakte walnoten
- Versgemalen zwarte peper
- 1 bos snijbiet
- 1 ui, in dunne plakjes gesneden
- 2 teentjes knoflook, fijngehakt
- 1 theelepel gemalen komijn

Methode:

1. Maak de snijbiet schoon en hak vervolgens de stengels en bladeren fijn; houd de stengels en bladeren gescheiden.
2. Verhit de olie in een grote koekenpan op middelhoog vuur. Als het warm is, voeg je de ui en de knoflook toe en kook je, af en toe roerend, gedurende 3 tot 4 minuten.
3. Voeg de snijbietstengels toe en kook verder tot de ui zacht is, nog 3 tot 4 minuten.
4. Voeg de komijn- en rode pepervlokken toe en kook gedurende 1 minuut.
5. Voeg de tomaten met hun sap en de kikkererwten toe en kook tot ze warm zijn, 3 tot 4 minuten.
6. Voeg de snijbietblaadjes toe, dek af en kook tot ze verwelkt zijn, ongeveer 2 minuten.

7. Haal van het vuur en voeg de citroenschil en het sap, de walnoten en de peper toe.

Stapel-It-High Veggie Sandwich

Voorbereidingstijd: 15 minuten
Kooktijd: 15 minuten

Ingrediënten:

- 6 (½ inch dikke) plakjes eenvoudige geroosterde paprika's of geroosterde rode paprika's uit een pot, goed uitgelekt
- ⅓ kopje geraspte wortel (ongeveer 1 wortel)
- 2 eetlepels hummus, verdeeld
- 4 sneetjes volkoren meergranenbrood
- 2 theelepels rode wijnazijn
- 1 theelepel extra vergine olijfolie
- ¼ theelepel gemalen komijn
- 4 groene slablaadjes
- ½ avocado, in plakjes gesneden

Methode:

1. Klop in een kleine kom de azijn, olie en komijn door elkaar.
2. Voeg de wortel toe, roer goed en laat 10 minuten marineren.
3. Verdeel 1 eetlepel hummus op elk van twee sneetjes brood.
4. Verdeel de avocadoplakken over de andere twee sneetjes brood.
5. Beleg met de geroosterde paprika en sla.
6. Giet de wortels af en doe ze bovenop de sla.
7. Sluit de broodjes en geniet ervan.

Knapperige pinda-gebakken rijst

Voorbereidingstijd: 20 minuten
Kooktijd: 25min

Ingrediënten:

- ½ kopje grofgehakte, licht gezouten pinda's
- 2 eetlepels natriumarme sojasaus
- 1 theelepel gehakte verse gember
- 1 zak (14 ounce) koolslamix
- 3 eetlepels rijstazijn
- 1 eetlepel suiker
- 5 grote eieren
- 2 eetlepels arachideolie
- 3 kopjes gekookte bruine rijst
- ½ kopje bevroren erwten
- 3 teentjes knoflook, gehakt

Methode:

1. Meng de sojasaus, azijn en suiker in een kleine kom. Opzij zetten.
2. Breek de eieren in een kom en klop zachtjes.
3. Verhit de olie in een grote koekenpan op hoog vuur. Voeg als het warm is de rijst toe en roerbak 2 minuten.
4. Voeg het mengsel van erwten en koolsla toe en kook gedurende 3 minuten.
5. Voeg de gember en knoflook toe en kook nog 1 minuut.
6. Zet het vuur laag.
7. Duw de groenten en rijst opzij en voeg de eieren toe. Roer tot het licht roerig is.
8. Giet de saus over de rijst en de eieren en meng goed.
9. Bestrijk met de pinda's.

Kikkererwten-Amandel Curry

Voorbereidingstijd: 30 minuten
Kooktijd: 30 minuten

Ingrediënten:

- 1 (15 ounce) blik kikkererwten zonder zout, afgespoeld en uitgelekt
- 1 (14 ounce) blikje tomaten zonder zout toegevoegd
- 2 kopjes roerbakgroenten, vers of bevroren
- 1 eetlepel canola- of zonnebloemolie
- 2 kopjes natriumarme groentebouillon
- 1 eetlepel geraspte verse gember
- 2 theelepels rode of groene currypasta
- ¼ kopje zachte amandelboter
- 1 theelepel gemalen kurkuma
- 1 ui, gehakt

Methode:

1. Verhit de olie in een grote koekenpan op middelhoog vuur. Als het warm is, voeg je de ui toe en kook tot hij doorschijnend is, 4 tot 5 minuten.
2. Voeg de roerbakgroenten toe en kook 3 tot 4 minuten.
3. Voeg de gember, currypasta en kurkuma toe en kook nog 1 minuut.
4. Roer de tomaten met hun sap, kikkererwten, amandelboter en bouillon erdoor en breng aan de kook.
5. Zet het vuur laag en laat, af en toe roerend, 5 tot 10 minuten sudderen, tot het gaar is.

Portobello-champignons met mozzarella en uien

Voorbereidingstijd: 10 minuten
Kooktijd: 50 minuten
Glutenvrij

Ingrediënten:

- 6 eetlepels geraspte halfvolle mozzarellakaas
- 2 portobello-champignons, steeltjes verwijderd
- Versgemalen zwarte peper
- ½ eetlepel olijfolie
- 1½ kopje in blokjes gesneden ui
- 1 kopje gesneden courgette
- Zout

Methode:

1. Verwarm de oven voor op 350 °F en bekleed een bakvorm met bakpapier.
2. Verhit de olijfolie in een middelgrote pan op middelhoog vuur.
3. Voeg de ui toe en kook ongeveer 20 minuten, of tot hij zacht en bruin is. Als de uien beginnen te plakken, voeg dan een beetje water toe en kook tot het water verdampt is. Breng op smaak met zout en peper.
4. Plaats de champignons in de bakvorm, met de steel naar boven.
5. Verdeel de helft van de gekookte uien en de helft van de mozzarella in elk champignonkapje.
6. Schik de gesneden courgette naast de champignons in de bakvorm.
7. Breng op smaak met zout en peper.
8. Bak gedurende 30 minuten en serveer warm.

Polenta met tomaten en zwarte bonen

Voorbereidingstijd: 25 minuten
Kooktijd: 25min

Ingrediënten:

- 1 (15 ounce) blikje zwarte bonen zonder zout, afgespoeld en uitgelekt
- 1 (14 ounce) blikje tomatenblokjes zonder zout
- 1 bosje spinazie, grote stelen verwijderd
- ⅔ kopje maïsmeel (ook maïsgrutten genoemd)
- 1 eetlepel extra vergine olijfolie
- 1 kleine gele ui, gehakt
- ½ kopje geraspte Parmezaanse kaas
- 2⅔ kopjes water, verdeeld
- 2 teentjes knoflook, fijngehakt
- 1 theelepel gedroogde tijm

Methode:

1. Verhit de olie in een grote koekenpan op middelhoog vuur. Fruit de ui, knoflook en tijm tot de ui zacht is, 3 tot 5 minuten.
2. Voeg de bonen en de tomaten met hun sap toe en laat op laag vuur koken terwijl je de polenta kookt.
3. Combineer de maïsmeel met ⅔ kopje water in een kleine kom. Opzij zetten.
4. Breng in een kleine pan de resterende 2 kopjes water op hoog vuur aan de kook.
5. Zet het vuur laag en roer het maïsmeel-watermengsel erdoor.
6. Roer regelmatig tot de polenta glad en romig is, ongeveer 10 minuten. Voeg indien nodig meer water toe.
7. Als de polenta klaar is, roer je de spinazie door de bonen en tomaten, dek af en kook tot de spinazie ongeveer 2 minuten

Hoofdstuk 9: Desserts

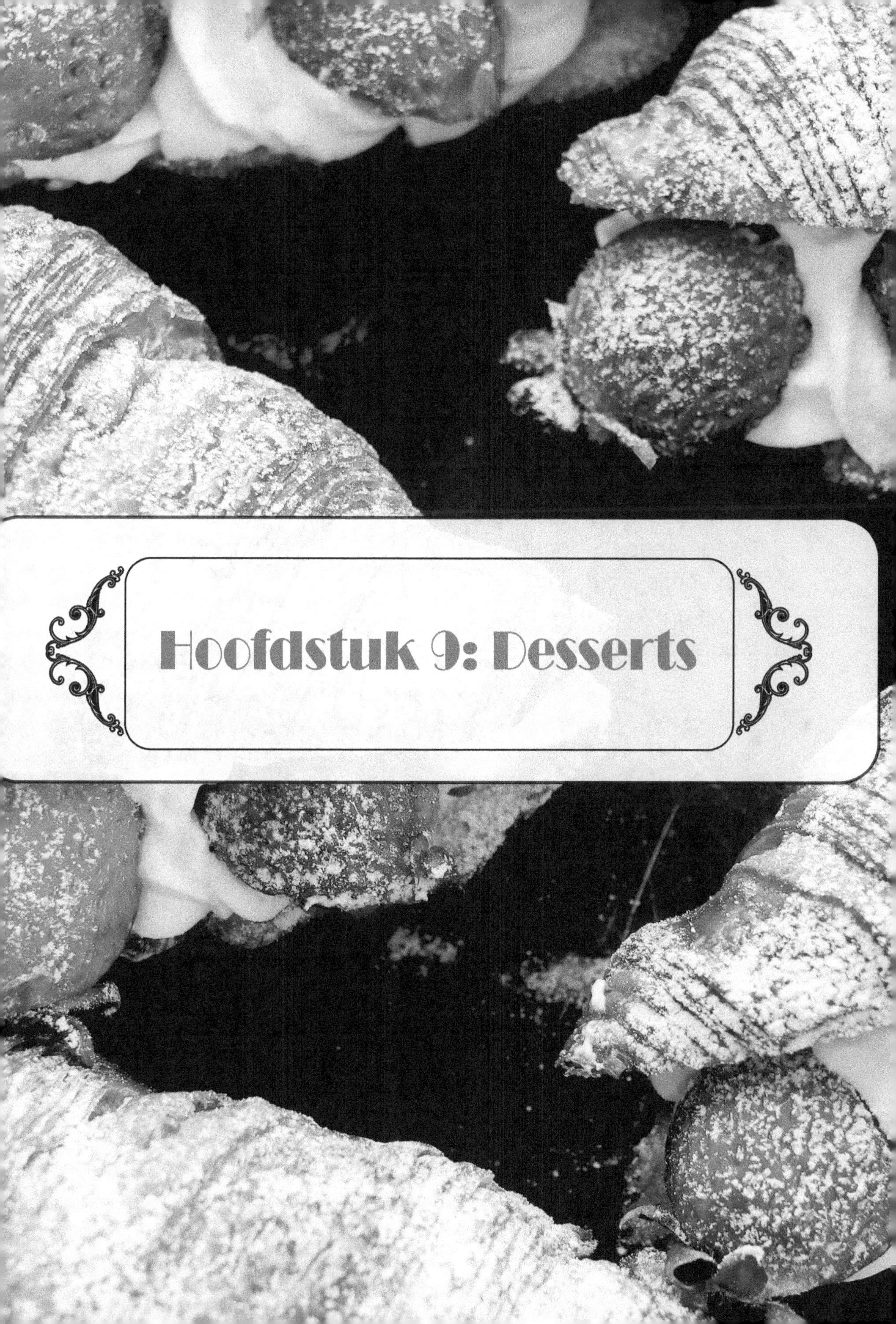

Mango-koeler

Voorbereidingstijd: 5 minuten
Kooktijd: 5 minuten

Ingrediënten:

- 2 kopjes bevroren mangostukjes
- ½ kopje pure Griekse yoghurt van 2%
- ¼ kopje 1% melk
- 2 theelepels honing (optioneel)

Methode:

1. Meng de mango en yoghurt in een keukenmachine of blender.
2. Voeg beetje bij beetje de melk toe, zodat het de consistentie van softijs krijgt.
3. Proef en voeg eventueel honing toe.
4. Geniet meteen.

In Marsala gepocheerde vijgen boven ricotta

Voorbereidingstijd: 5 minuten
Kooktijd: 5 minuten
Glutenvrij, snel en gemakkelijk

Ingrediënten:

- ½ theelepel gegranuleerde stevia, of 1 theelepel suiker
- 1½ eetlepel geroosterde geschaafde amandelen
- ½ kopje halfvolle ricottakaas
- ¼ theelepel vanille-extract
- ½ kopje in vieren gesneden gedroogde vijgen
- ¼ kopje Marsala of port

- 2 theelepels honing

Methode:

1. Doe de vijgen, Marsala en honing in een kleine pan.
2. Breng aan de kook, zet het vuur laag en laat 5 minuten sudderen, of tot de vijgen zacht worden en de wijn stroperig is.
3. Roer ondertussen in een kleine kom de ricotta, stevia en vanille door elkaar.
4. Verdeel over twee kommen, schep het vijgenmengsel en de amandelen erop en serveer.

Donkere warme chocolademelk

Voorbereidingstijd: 5 minuten
Kooktijd: 5 minuten

Ingrediënten:

- 1 ounce pure chocolade (70% cacao of meer), in kleine stukjes gebroken
- 1¾ kopjes vanille-sojamelk

Methode:

1. Verwarm de sojamelk in een kleine pan op middelhoog vuur en voeg de chocolade toe. Wanneer de melk begint te borrelen, zet je het vuur laag.
2. Klop tot de chocolade gesmolten en volledig opgenomen is.
3. Kantel de pot om er zeker van te zijn dat er geen chocoladeresten op de bodem liggen.

Bosbessen-Ricotta Swirl

Voorbereidingstijd: 5 minuten
Kooktijd: 5 minuten

Ingrediënten:

- ½ kopje verse of bevroren bosbessen
- ½ kopje halfvolle ricottakaas
- 1 theelepel suiker
- ½ theelepel citroenschil (optioneel)

Methode:

1. Als je bevroren bosbessen gebruikt, verwarm ze dan in een pan op middelhoog vuur tot ze ontdooid maar niet heet zijn.
2. Meng ondertussen de suiker met de ricotta in een middelgrote kom.
3. Meng de bosbessen door de ricotta en laat er een paar achter.
4. Proef en voeg indien gewenst meer suiker toe.
5. Werk af met de overgebleven bosbessen en citroenschil (indien gebruikt).

Geroosterde mango

Voorbereidingstijd: 5 minuten
Kooktijd: 10 minuten
Zuivelvrij, glutenvrij, veganistisch, snel en gemakkelijk

Ingrediënten:

- 1 mango, geschild, zonder zaadjes en in plakjes gesneden
- 1 limoen, in partjes gesneden

Methode:

1. Plaats het rek in het bovenste derde deel van de oven en

verwarm de grill voor.

2. Bekleed een grillpan met aluminiumfolie.
3. Schik de mangoplakken in een enkele laag in de voorbereide pan.
4. Rooster gedurende 8 tot 10 minuten, of tot de vlekjes bruin zijn.
5. Doe het mengsel over twee borden, knijp de limoenpartjes uit over de geroosterde mango en serveer.

Amandelboter en bananenwrap

Voorbereidingstijd: 5 minuten
Kooktijd: 5 minuten

Ingrediënten:

- 2 eetlepels natuurlijke amandelboter
- 1 volkoren tortilla
- 1 banaan

Methode:

1. Smeer de amandelboter op de tortilla.
2. Leg de banaan in het midden van de tortilla en wikkel hem dicht.
3. Snijd het in drie stukken, als je wilt.

Pompoentaarten

Voorbereidingstijd: 10 minuten
Kooktijd: 25 minuten
Zuivelvrij, glutenvrij, veganistisch

Ingrediënten:

- 1 eetlepel ongezoete amandelmelk of magere melk
- ½ theelepel pompoentaartkruiden, plus meer voor garnering
- ¼ kopje pompoenpuree uit blik
- 1 eetlepel donkerbruine suiker
- 1 eetlepel kristalsuiker
- 1 eetlepel olijfolie
- ¼ kopje glutenvrij havermeel
- ½ theelepel bakpoeder
- ⅛ theelepel zout

Methode:

1. Verwarm de oven voor op 350 °F.
2. Meng in een kleine kom de pompoenpuree, amandelmelk, bruine suiker, kristalsuiker, olijfolie en pompoentaartkruiden.
3. Voeg de bloem, het bakpoeder en het zout toe.
4. Verdeel het mengsel gelijkmatig over twee schaaltjes van 100 gram en bak gedurende 24 tot 26 minuten, of totdat een tandenstoker die je in het midden steekt er schoon uitkomt.
5. Serveer met wat extra pompoentaartkruiden.

Frosted Vanille Cupcakes

Voorbereidingstijd: 10 minuten
Kooktijd: 15 minuten
Glutenvrij, snel en gemakkelijk

Ingrediënten:

- 1 eetlepel magere roomkaas, op kamertemperatuur
- 1½ eetlepel magere melk of plantaardige melk
- ½ eetlepel vers geraspte citroenschil
- 1 eetlepel ongezoete appelmoes
- ¼ kopje verse bosbessen, voor garnering
- 1½ eetlepel bruine suiker

- 1 eetlepel olijfolie
- ¾ theelepel vanille-extract
- ¼ kopje glutenvrij havermeel
- ¼ theelepel bakpoeder
- 1 theelepel poedersuiker
- 1 citroen, gehalveerd
- 1 eiwit
- Snufje zout

Methode:

1. Verwarm de oven voor op 350 °F en spuit twee kopjes cupcakevorm in met antiaanbakspray, of bekleed ze met cupcakevormpjes.
2. Klop in een kleine kom het eiwit en de bruine suiker samen.
3. Voeg de appelmoes, olijfolie en vanille toe en roer om te combineren.
4. Roer de bloem, het bakpoeder en het zout erdoor tot alles gemengd is.
5. Roer de melk erdoor tot een gladde massa.
6. Giet het in de voorbereide kopjes en bak gedurende 10 tot 15 minuten, of tot het gaar is.
7. Roer ondertussen de roomkaas, poedersuiker en citroenschil door elkaar.
8. Druppel er een klein beetje citroensap over en plaats het glazuur in de koelkast.
9. Zodra de cupcakes zijn afgekoeld, verdeel je het glazuur over de twee cupcakes, garneer met verse bosbessen en serveer.

Grano Dolce Light (zoete tarwe)

Voorbereidingstijd: 20 minuten
Kooktijd: 30 minuten

Ingrediënten:

- 60 gram pure chocolade (70% + cacao), in vierkantjes van ½ inch gesneden
- 2 eetlepels plus 1 theelepel honing, verdeeld
- ½ kopje 5% pure Griekse yoghurt
- 1 theelepel appelciderazijn
- ¼ theelepel gemalen kaneel
- ⅔ kopje ongekookte farro
- ⅛ theelepel zout
- ¼ kopje walnoten
- ¼ kopje amandelen
- 1 granaatappel

Methode:

1. Verwarm de oven voor op 350 °F.
2. Kook de farro met het zout gaar, volgens de aanwijzingen op de verpakking.
3. Rooster de noten op een bakplaat met bakrand in de oven.
4. Schud ze na 5 minuten, controleer na nog eens 3 minuten en haal ze eruit als ze er goudbruin uitzien en nootachtig ruiken, meestal na in totaal niet meer dan 12 minuten.
5. Haal het uit de pan om af te koelen en hak het grof. Laat ondertussen de granaatappelpitjes los (zie Tip); zet ze opzij.
6. Meng 1 theelepel honing in een kleine kom door de yoghurt.
7. Klop de azijn met de resterende 2 eetlepels honing en de kaneel in een grote kom. Meng dit mengsel met de gekookte farro.
8. Laat het afkoelen tot ongeveer kamertemperatuur en meng het dan voorzichtig met de granaatappelpitjes, noten en chocolade.
9. Schep in wijnglazen of kleine glazen potten en bedek met de gezoete yoghurt.

Bessen met Griekse Yoghurtdressing

Glutenvrij, snel en gemakkelijk

Voorbereidingstijd: 5 minuten

Ingrediënten:

- 2 kopjes gemengde bessen (frambozen, bosbessen, kersen)
- 1 kopje magere Griekse yoghurt
- ½ theelepel vanille-extract
- Snufje gemalen kaneel
- ¼ kopje honing

Methode:

1. Was de bessen in een vergiet en verdeel ze over twee serveerschalen.
2. Meng in een kleine kom de Griekse yoghurt, honing, vanille en kaneel en klop tot alles volledig gemengd is.
3. Bestrijk elk gerecht met bessen met de helft van de yoghurtdressing.
4. Geniet meteen.

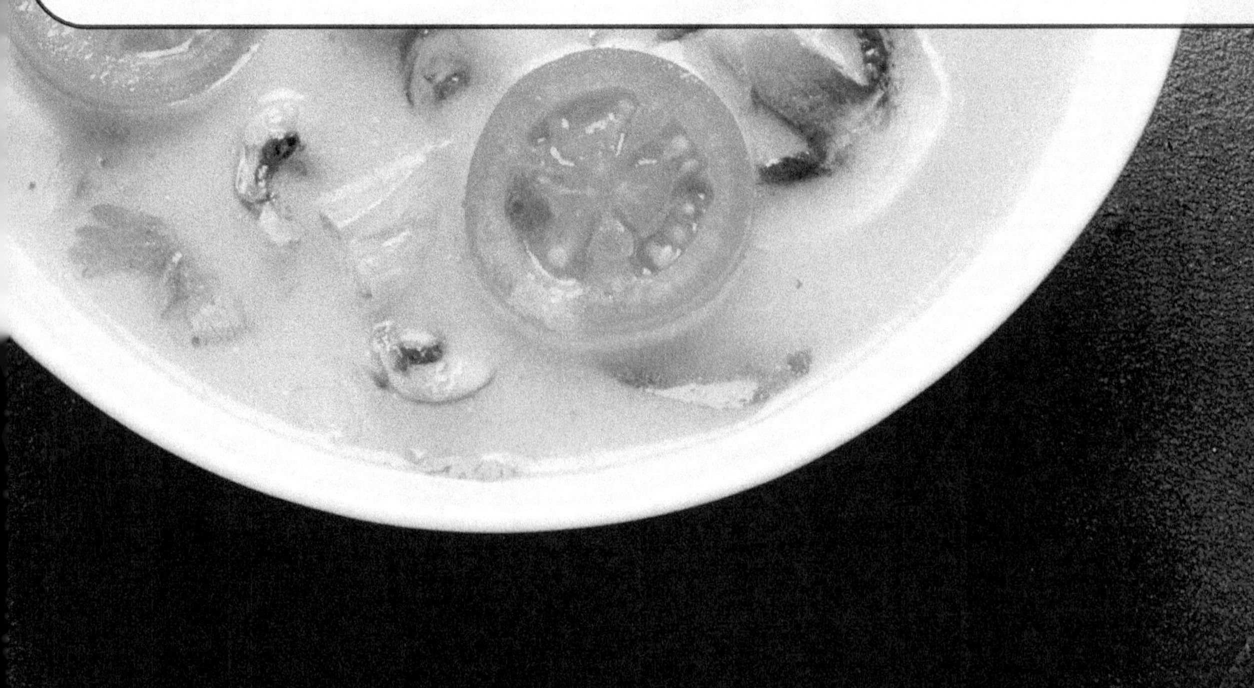

Hoofdstuk 10: Soepen en stoofschotels

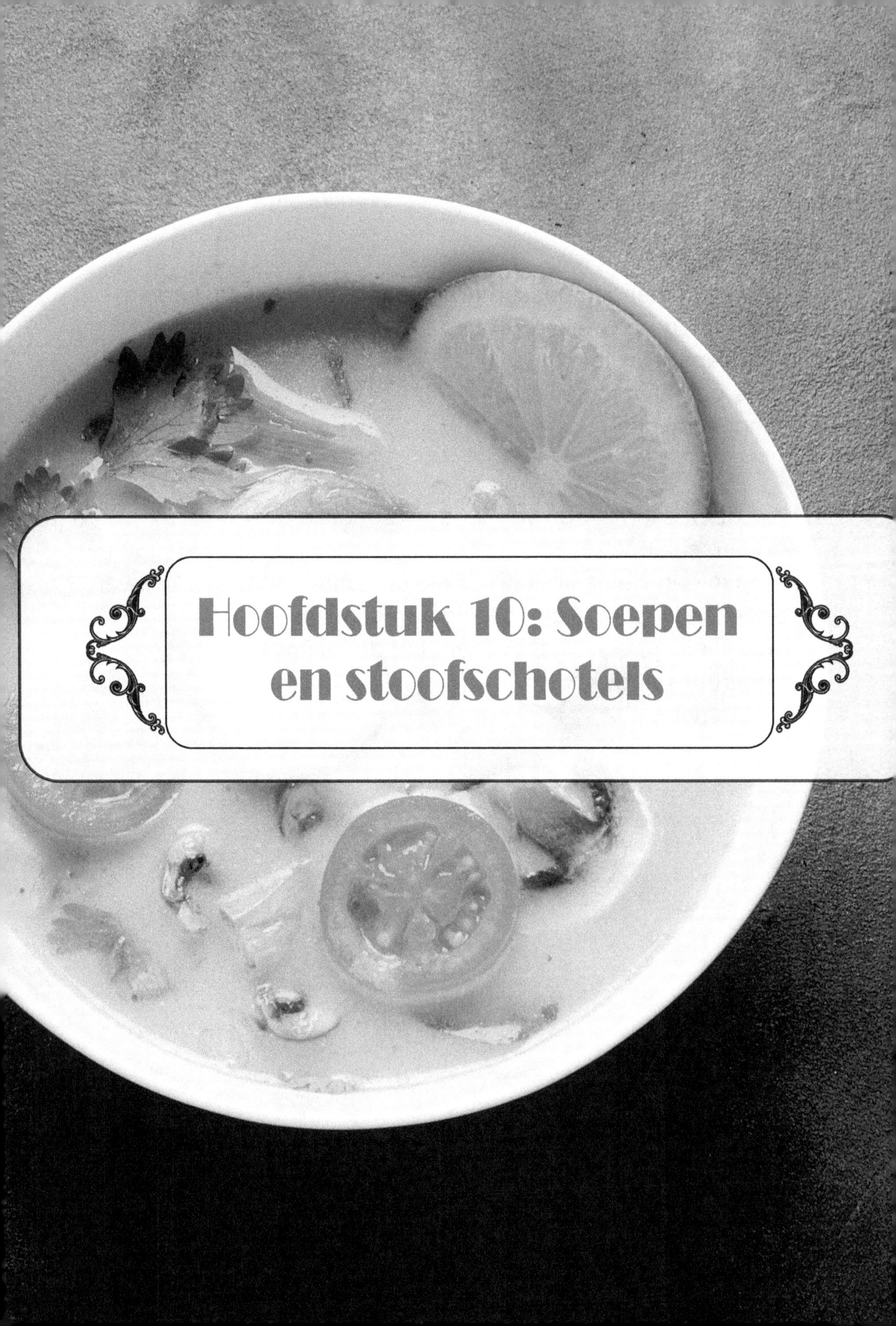

Marokkaans gekruide stoofpot van rode linzen en gierst

Voorbereidingstijd: 10 minuten
Kooktijd: 50 minuten
Zuivelvrij, glutenvrij, veganistisch

Ingrediënten:

- ½ kopje fijngehakte rode paprika
- 3 kopjes natriumarme groentebouillon
- 1 theelepel gemalen koriander
- ½ theelepel gemalen komijn
- ¼ theelepel gemalen kaneel
- ½ kopje gehakte gedroogde abrikozen
- 2 eetlepels tomatenpuree
- ⅛ theelepel cayennepeper
- ½ kopje fijngesneden ui
- 1 kop gedroogde linzen, afgespoeld
- 1 stengel bleekselderij, gehakt
- ½ eetlepel olijfolie
- ⅓ kopje droge gierst
- Zout

Methode:

1. Verhit de olijfolie in een soeppan van 3 liter op middelhoog vuur.
2. Voeg de ui toe en kook al roerend regelmatig, tot de ui geurig is, ongeveer 6 minuten.
3. Voeg de bouillon, gierst en linzen toe. Breng het mengsel aan de kook.
4. Voeg de bleekselderij, paprika, tomatenpuree, cayennepeper, koriander, komijn, kaneel, gedroogde abrikozen en zout naar smaak toe.

5. Zet het vuur laag, dek af en laat 35 tot 45 minuten sudderen, of tot de linzen en gierst gaar zijn.
6. Serveer warm.

Thaise Zeevruchtensoep

Voorbereidingstijd: 20 minuten
Kooktijd: 20 minuten
Zuivel vrij

Ingrediënten:

- 2 (5 cm) stukken citroengras vanaf de onderkant van de stengel, fijngehakt
- 150 gram kabeljauw- of schelvisfilet, in stukjes van 5 cm gesneden
- 1 theelepel geschilde en geraspte verse gember
- 1 theelepel natriumarme sojasaus
- ¼ kopje dunne diagonaal gesneden lente-uitjes
- 1 kop gesneden champignons
- 1 kopje julienne rode paprika
- 2 kopjes natriumarme kippenbouillon
- ¼ pond zeeschelpen, gehalveerd
- ½ theelepel rode pepervlokken
- ¼ kopje verse korianderblaadjes
- ½ eetlepel olijfolie
- 2 teentjes knoflook, fijngehakt
- ½ kopje geraspte wortelen
- Schil van 1 limoen

Methode:

1. Verhit de olijfolie in een grote pan op middelhoog vuur.
2. Voeg de knoflook toe en bak 1 tot 2 minuten.
3. Voeg de champignons toe en bak 2 minuten.

4. Voeg de paprika toe en bak 2 tot 3 minuten, tot hij zacht is.

5. Voeg de kippenbouillon, sint-jakobsschelpen, lente-uitjes, wortels en citroengras toe en laat 5 minuten zachtjes koken.

6. Voeg de kabeljauw en de limoenschil toe en laat nog 5 minuten sudderen.

7. Roer de koriander, gember, sojasaus en rode pepervlokken erdoor.

8. Verwijder het citroengras en gooi het weg voordat je het serveert.

Kip-groentenstoofpot uit de slowcooker

Voorbereidingstijd: 10 minuten
Kooktijd: 4 uur
Zuivel vrij

Ingrediënten:

- 1 kipfilet zonder vel en zonder botten, bijgesneden en in blokjes van ½ inch gesneden
- ¼ theelepel versgemalen zwarte peper
- ½ kopje gehalveerde champignons
- 2 kopjes natriumarme kippenbouillon
- 1 kopje bloemkoolroosjes
- ¾ kopje gesneden wortelen
- ½ kopje gehakte ui
- ¼ kopje in blokjes gesneden bleekselderij
- 2 teentjes knoflook, fijngehakt
- 1 laurierblad

Methode:

1. Voeg de kip, bloemkool, wortels, champignons, ui, selderij en knoflook toe aan het inzetstuk van een slowcooker van 3,5

liter.

2. Voeg de kippenbouillon, het laurierblad en de peper toe.
3. Voeg wat water toe als het mengsel te dik lijkt.
4. Kook op de lage temperatuur gedurende 4 uur.
5. Schep in kommen en serveer.

Gerstesoep met twee champignons

Voorbereidingstijd: 10 minuten
Kooktijd: 25 minuten
Zuivelvrij, glutenvrij, veganistisch

Ingrediënten:

- ⅛ theelepel versgemalen zwarte peper
- 2 kopjes magere melk of plantaardige melk
- 4 kopjes gehakte champignons
- 1 kop gehakte shiitake-paddenstoelen
- 1½ theelepel gehakte verse tijm
- ⅓ kopje snelkokende gerst
- 2 teentjes knoflook, geperst
- 2 theelepels olijfolie
- 1 kop gesneden wortelen
- 1 kopje in blokjes gesneden ui
- ½ kopje gehakte selderij
- ⅛ theelepel zout
- 1 kopje water

Methode:

1. Verhit de olijfolie in een grote pan op middelhoog vuur.
2. Voeg de wortels, ui, selderij, champignons en shiitake-paddenstoelen, knoflook, tijm, zout en peper toe.
3. Kook al roerend ongeveer 3 minuten, of totdat de groenten wat van hun sappen vrijgeven. Verhoog het vuur tot middelhoog en

blijf koken, vaak roerend, gedurende nog eens 3 minuten, of
totdat het grootste deel van de vloeistof is verdampt.
4. Voeg de melk, het water en de gerst toe. Breng het mengsel
aan de kook, vaak roerend.
5. Zet het vuur lager en laat, onder af en toe roeren, ongeveer 15
minuten sudderen, of tot de groenten en gerst gaar zijn.
Schep in kommen en geniet meteen.

Simpele tomaten-basilicumsoep

Voorbereidingstijd: 5 minuten
Kooktijd: 10 minuten
Zuivelvrij, glutenvrij, veganistisch, snel en gemakkelijk

Ingrediënten:

- 7 kopjes gehakte verse tomaten (streef naar een mix van grote, kersen-, druiven- en erfstuktomaten)
- 1 theelepel versgemalen zwarte peper
- ½ kopje gehakte verse basilicumblaadjes
- 4 teentjes knoflook, fijngehakt
- 1 theelepel olijfolie
- 1 kopje gehakte ui
- ⅛ theelepel zout

Methode:

1. Verhit de olijfolie in een middelgrote pan op middelhoog vuur.
2. Voeg de ui en knoflook toe en kook 1 tot 2 minuten.
3. Voeg de tomaten toe en blijf koken, terwijl je om de paar minuten roert tot de tomaten kapot zijn en zacht zijn.
4. Haal van het vuur en voeg de basilicum, zout en peper toe.
5. Pureer in een blender of gebruik een staafmixer tot een gladde massa.
6. Serveer onmiddellijk.

Rustieke groente- en bonensoep

Voorbereidingstijd: 10 minuten
Kooktijd: 35 minuten
Zuivelvrij, glutenvrij, veganistisch

Ingrediënten:

- 1 (15 ounce) blik witte bonen, uitgelekt en gespoeld
- ½ kopje gehakte tomaten, met gereserveerde sappen
- 3 kopjes natriumarme groentebouillon, verdeeld
- ¼ kopje dun gesneden bieslook, voor garnering
- 1 eetlepel gehakte verse marjolein
- ½ kopje geschilde en in blokjes gesneden gouden aardappelen
- 2 theelepels rode wijnazijn
- Versgemalen zwarte peper
- 2 teentjes knoflook, fijngehakt
- ½ kopje gehakte wortelen
- 1 eetlepel olijfolie
- ½ kopje gehakte selderij
- ½ kopje gehakte sjalotjes
- Zout

Methode:

1. Verhit de olijfolie in een soeppan van 4 liter of in een Nederlandse oven op middelhoog vuur.
2. Voeg de bleekselderij en de sjalotjes toe en breng op smaak met een snufje zout en versgemalen zwarte peper.
3. Kook, onder regelmatig roeren, tot de groenten zacht maar niet bruin beginnen te worden, 4 tot 6 minuten.
4. Voeg de knoflook en marjolein toe en kook tot ze geurig zijn, nog 1 minuut.
5. Voeg de wortels, aardappelen en tomaten toe, roer om ze op te nemen met de kruiden en aromaten, voeg dan 2 kopjes bouillon toe, dek gedeeltelijk af en laat sudderen tot de

groenten nauwelijks gaar zijn, 10 tot 20 minuten.

6. Voeg de bonen, het gereserveerde tomatensap en de resterende 1 kop bouillon toe.
7. Roer om te combineren en laat, gedeeltelijk afgedekt, gedurende 10 minuten sudderen om de smaken te laten samensmelten.
8. Proef de soep en breng op smaak met de azijn, zout en peper.
9. Schep de soep in kommen, garneer elke portie met bieslook en serveer.

Chili van zoete aardappel en zwarte bonen

Voorbereidingstijd: 5 minuten
Kooktijd: 20 minuten
Zuivelvrij, glutenvrij, veganistisch, snel en gemakkelijk

Ingrediënten:

- 1 (15 ounce) blik zwarte bonen, uitgelekt en gespoeld
- 2 theelepels vers geperst limoensap
- 2 eetlepels gehakte verse koriander
- 1 kop geschilde en in blokjes gesneden zoete aardappel
- 1 kopje tomatenblokjes, met sap
- 1 eetlepel chilipoeder
- 2 theelepels gemalen komijn
- 1 theelepel gerookte paprikapoeder
- ½ kopje in blokjes gesneden rode paprika
- 2 teentjes knoflook, fijngehakt
- ½ kopje fijngesneden ui
- 2 theelepels olijfolie
- ⅛ theelepel zout
- 1⅓ kopjes water

1. Verhit de olijfolie in een grote pan op middelhoog vuur.
2. Voeg de zoete aardappel, ui en paprika toe en kook ongeveer 4 minuten, vaak roerend, of tot de ui iets zachter is geworden.
3. Voeg de knoflook, chilipoeder, komijn, paprikapoeder en zout toe en kook ongeveer 30 seconden, onder voortdurend roeren, of tot het geurig is.
4. Voeg het water toe en laat afgedekt 10 tot 12 minuten sudderen, tot de zoete aardappel gaar is.
5. Voeg de bonen, de tomaten, hun sap en het limoensap toe en laat het geheel opnieuw koken, terwijl je regelmatig roert.
6. Zet het vuur lager en laat ongeveer 4 minuten sudderen, of tot het iets is ingekookt.
7. Haal van het vuur, roer de koriander erdoor en serveer.

Broccoli en gouden aardappelsoep

Voorbereidingstijd: 10 minuten
Kooktijd: 35 minuten
Zuivelvrij, glutenvrij, veganistisch

Ingrediënten:

- 2 kopjes geschilde en gehakte Yukon Gold-aardappelen
- ¼ kopje gehakte verse bieslook, voor garnering
- 3 kopjes natriumarme groentebouillon
- ¼ theelepel rode pepervlokken
- Versgemalen zwarte peper
- 2 kopjes broccoliroosjes
- ¼ theelepel gedroogde tijm
- 1 eetlepel olijfolie
- ½ kopje in blokjes gesneden ui
- 1 teentje knoflook, fijngehakt
- Zout

1. Verhit de olijfolie in een grote pan op middelhoog vuur.
2. Voeg de ui en knoflook toe en kook 4 of 5 minuten tot ze geurig en doorschijnend zijn.
3. Voeg de groentebouillon en aardappelen toe.
4. Dek af en breng aan de kook. Zet het vuur middelhoog en kook ongeveer 15 minuten, of tot de aardappelen gaar zijn.
5. Voeg de broccoli, tijm en rode pepervlokken toe, dek af en stoom gedurende 5 minuten, of tot de broccoli gaar is maar nog heldergroen.
6. Pureer de soep in een blender of met een staafmixer. Breng op smaak met zout en peper.
7. Schep in kommen, garneer met de bieslook en serveer.

Tuingroentenstoofpot met geroosterde cashewnoten

Voorbereidingstijd: 10 minuten
Kooktijd: 30 minuten
Zuivelvrij, glutenvrij, veganistisch

- 1 eetlepel olijfolie, plus 2 theelepels, verdeeld
- 1 kleine cayennepeper, zonder zaadjes en fijngehakt
- 2 theelepels natriumarme tamarisaus
- ½ kopje gehakte rode paprika
- ½ kopje dun gesneden sjalotjes
- 2 kopjes gehakte snijbiet
- Versgemalen zwarte peper
- ½ kopje dun gesneden wortelen
- ½ kopje in blokjes gesneden verse tomaat
- 1 kopje gehakte aubergine

- 1 kopje gesneden sperziebonen
- ¾ kopje verse maïskorrels
- ½ kopje rauwe cashewnoten
- ½ kopje gehakte ui
- 2 teentjes knoflook, fijngehakt
- 2 kopjes water
- Zout

Methode:

1. Verhit 1 eetlepel olijfolie in een grote pan op middelhoog vuur.
2. Voeg de cayennepeper, ui, paprika en knoflook toe en kook ongeveer 2 minuten, of tot ze zeer geurig zijn en de ui iets zacht is geworden.
3. Voeg de tamari en het water toe. Breng aan de kook en voeg dan de wortels toe. Zet het vuur lager en laat 3 minuten sudderen.
4. Voeg de tomaat en aubergine toe en kook 1 minuut. Voeg de sperziebonen en maïs toe en kook nog 2 tot 3 minuten. Zet het vuur laag.
5. Verhit ondertussen in een kleine koekenpan 1 theelepel olijfolie op middelhoog vuur. Voeg de cashewnoten toe aan de pan en rooster ze gedurende 4 tot 5 minuten, of tot ze aan alle kanten bruin zijn. Breng ze over naar een klein bord.
6. Zet de sauteerpan terug op het vuur en voeg de resterende 1 theelepel olijfolie toe. Voeg de sjalotjes toe aan de pan en roer gedurende 10 tot 15 minuten, of tot ze op sommige plekken diepbruin en knapperig zijn. Zet ze opzij.
7. Breng de stoofpot weer aan de kook en voeg de snijbiet toe. Kook tot de greens verwelken, ongeveer 1 minuut. Breng op smaak met zout en peper.
8. Schep de stoofpot in serveerschalen, beleg elke kom met geroosterde cashewnoten en wat sjalotten en serveer.

Stevige soep van witte bonen en boerenkool

Voorbereidingstijd: 10 minuten
Kooktijd: 20 minuten
Zuivelvrij, glutenvrij, veganistisch, snel en gemakkelijk

Ingrediënten:

- 2 kopjes verpakt, gesteeld en fijngehakt boerenkoolzout
- 1 (15 ounce) blik witte bonen, uitgelekt en afgespoeld
- 1 eetlepel gehakte verse rozemarijnblaadjes
- 2 theelepels vers geperst citroensap
- 3 kopjes natriumarme groentebouillon
- Versgemalen zwarte peper
- 4 teentjes knoflook, in dunne plakjes gesneden
- ½ kopje in blokjes gesneden rode paprika
- 1 eetlepel olijfolie
- 1 kopje fijngesneden ui
- ¼ kopje in blokjes gesneden bleekselderij
- 1 laurierblad

Methode:

1. Verhit de olijfolie in een middelgrote pan op middelhoog vuur.
2. Voeg de ui, paprika, selderij, knoflook en rozemarijn toe.
3. Kook, vaak roerend, ongeveer 4 minuten, of tot de uien en knoflook zacht maar niet bruin zijn.
4. Voeg de bouillon, het laurierblad en de bonen toe.
5. Breng aan de kook, laat langzaam koken en kook gedurende 10 minuten.
6. Voeg de boerenkool toe en laat ongeveer 5 minuten koken tot hij volledig geslonken is.
7. Breng op smaak met zout en peper.
8. Roer het citroensap erdoor en serveer onmiddellijk.

Conversietabel voor statistieken

Volume en gewicht (imperiaal en metrisch)
1 kopje poedersuiker = 5 ons = 150 gram
1 kopje bloem = 4 ons = ¼ pond = 125 gram
1 kopje boter, basterdsuiker of rijst = 8 ounces = ½ pond = 250 gram

Volume-equivalenten (vloeistof)		
Imperiaal	Imperiaal (ounces)	Metrisch (bij benadering)
2 eetlepels	1 fl.oz	30 ml
¼ kopje	2 fl.oz	60 ml
½ kopje	4 fl.oz	120 ml
1 kopje	8 fl.oz	240 ml
1½ kopje	12 fl.oz	355 ml
2 kopjes of 1 pint	16 fl.oz	475 ml
4 kopjes of 1 liter	32 fl.oz	1 liter
1 gallon	128 fl.oz	4 liter

Temperaturen-equivalenten	
Fahrenheit (°F)	Celsius (C) (bij benadering)
225°F	107℃
250°F	120℃
275°F	135℃
300°F	150℃
325°F	160℃
350°F	180℃
375°F	190℃
400°F	205℃
425°F	220℃
450°F	235℃
475°F	245℃
500°F	260℃

Volume-equivalenten (droog)	
Imperiaal	Metrisch (bij benadering)
⅛ theelepel	0,5 ml
¼ theelepel	1 ml
½ theelepel	2 ml
¾ theelepel	4 ml
1 theelepel	5 ml
1 eetlepel	15 ml
¼ kopje	59 ml
½ kopje	118 ml
¾ kopje	177 ml
1 kopje	235 ml
2 kopjes	475 ml
3 kopjes	700 ml
4 kopjes	1L

Gewichtsequivalenten	
Imperiaal	Metrisch (bij benadering)
ons	28 gram
2 ons	57 gr
5 ons	142 gr
10 ons	284 gr
15 ons	425 gr
16 ons (1 pond)	455 gr
1,5 pond	680 gr
2 pond	907 gr

Afmetingen bakvormen (imperiaal en metrisch)	
Ronde taartvorm van 9 x 1½ inch	22 of 23*4 cm (1,5 L)
9 * 1½-inch taartplaat	22 of 23*4 cm (1 L)
Vierkante cakevorm van 8*8*2 inch	20*5cm (2L)
Vierkante cakevorm van 9*9*2 inch	22 of 23*4,5 cm (2,5 L)
11*7*1½-inch bakvorm	28*17*4 cm (2L)
Rechthoekige bakvorm van 2 kwart gallon	30*19*4,5 cm (3L)
13*9*2-inch bakvorm	34*22*4,5 cm (3,5 L)
15*10*1-inch jelly roll-pan	40*25*2 cm
9*5*3-inch broodvorm	23*13*8 cm (2 L)